Heidi Hofmann

Der Weg zum Licht

Teil 3

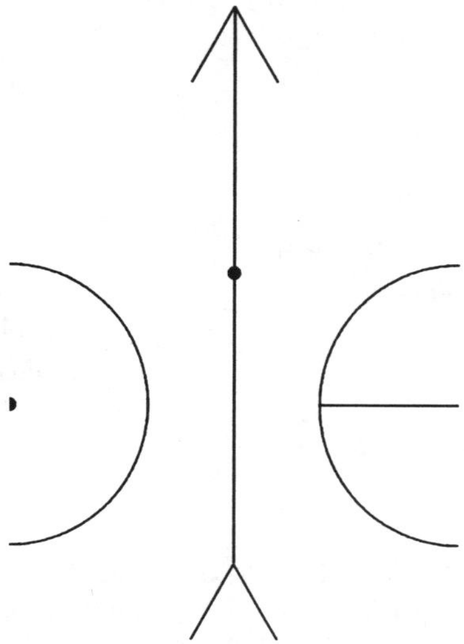

Strahlen des Lichts, Teil 1 & 2, von H. Hofmann und J. Awerbuch
ISBN 3-935914-01-6

Getrübtes Licht, Gebündeltes Licht, von H. Hofmann
ISBN 3-935914-02-4

Der Weg zum Licht, Teil 1 & 2, von H. Hofmann
ISBN 3-935914-03-2

Stolpersteine auf dem Weg zum Licht, von H. Hofmann
ISBN 3- 935914-05-9

Werde Licht, Sai Baba spricht über Heilung, von H. Hofmann
ISBN 3-935914-06-7

Finde dein inneres Licht, Sai Baba spricht über Selbstheilung mit Worten von H. Hofmann
ISBN 3-935914-07-5

Schätze der Volksmedizin aus Rußland, Band 1, von. J. Awerbuch
ISBN 3-935914-11-3

Schätze der Volksmedizin aus Rußland, Band 2, von. J. Awerbuch
ISBN 3-935914-12-1

AVE-Tanz, von J. Awerbuch
ISBN 3-935914-13-X

System von Heiltinkturen Bd 1, von J. Awerbuch
ISBN 3-935914-14-8

Herausgeber und Vertrieb:

S.&W. Hofmann GbR Produkte für Ihre Gesundheit und Verlag
Mittelstraße 38
64521 Groß-Gerau
Tel.: 06152-950433
Fax: 06152-950436

5. unveränderte Auflage 2004
ISBN 3-935914-04-0

Teil 3: Schule des Heilens

Teil 3: Schule des Heilens

Ich, Jesus Christus, melde mich zu Beginn des dritten Teils zu Wort.

Ich möchte allen, die diesen Teil lesen, sagen, daß es noch niemals vorher seit Bestehen der Menschheit so etwas gegeben hat, wie das, was in den letzten Monaten in GOTTES Dimension sich abgespielt hat. Die Heiler von drei Nationen, russische, italienische und deutsche, versammelten sich. Der Heilige Cioletto aus Italien und die Heilige Anna Katharina aus Deutschland leiteten das Unternehmen. Viele Heiler aus Rußland, Italien und Deutschland boten ihre Hilfe an und waren auch zur Mitarbeit willkommen.

In den letzen Monaten wurden die besten Elemente aus all diesen Heilerschulen zusammengetragen. Auch das Wissen von einzelnen Heilern, die ohne Kollegen auf Erden heilten und ihr Wissen direkt von GOTT oder einer anderen himmlischen Person erhalten hatten, wurde beigesteuert. Entstanden ist auf diese Weise eine phantastische, sehr differenzierte und effektive Heilerschule. Wer sich nach ihr ausbilden läßt, kann kranken Menschen auf ungewöhnliche und sehr gute Weise helfen. Etwas Besseres kenne ich im Augenblick nicht.

Ich, Anna Katharina, bin eine Urur....großmutter der Heilerin, die die Bücher von Jesus Christus aufschreibt. Vor einiger Zeit habe ich mit großer Freude registriert, daß meine Nachkommin sich auf den Weg zu GOTT als Heilerin begeben hat. Sofort bat ich GOTT, ihr in besonderer Weise helfen zu dürfen. GOTT gewährte mir die Bitte.

Als es sich abzeichnete, daß sowohl sie als auch ihr russischer Partner gewillt waren, als Kollegen zusammenzuarbeiten, gestattete GOTT, daß beide eine Ausweitung ihrer Fähigkeiten dadurch erhalten sollten, daß sie die besten Elemente der italienischen Heilerschulen erlernen durften. Das ließ mich nicht ruhen, da ich sah, daß fantastische Elemente, die deutsche Heiler benutzen, nicht dabei waren. Also bat ich GOTT, auch diese noch in die erweiterte Heilerschule integrieren zu dürfen. Auch dies gewährte mir GOTT.

Seit dieser Zeit saß ich mit dem Heiligen Cioletto zusammen und arbeitete die neue Heilerschule aus. Sie erhielt auch bald einen Namen: Italodeuru-Schule. Diesen Namen soll sie auch offiziell verwenden. Damit soll sichergestellt werden, daß jeder in Erinnerung behält, daß sie eine Mischung aus 3 Heilerschulen darstellt. Jeder, der nach dieser Schule lernt, erhält eine breite Basis an Wissen. Ob er all dieses Wissen auch anwenden kann, also die Fähigkeit zu ihrer Verwirklichung erhält, ist eine andere Sache. GOTT entscheidet in jedem Einzelfall, welche Richtungen bzw. Aspekte der Schule ein Heiler anwenden darf. Bewährt er sich darin, entwickelt er sich weiter; entweder in seinen Richtungen oder er erhält eine neue dazu. Auch dies entscheidet GOTT. Spürt ein Heiler, daß eine Richtung oder eine Fähigkeit, die ihn interessiert, sich nicht entwickelt, kann er jederzeit GOTT bitten, sie ihm zu gewähren. Vielleicht hat GOTT Mitleid und gewährt die Bitte.

Eine breite gemeinsame Basis haben jedoch alle, die sich nach dieser Schule ausbilden und ausbilden lassen: die bioenergetische Grundlage der Tätigkeit. Was dies bedeutet, werden alle nach der Lektüre des dritten Teils begriffen haben.

3.1 Die einzelnen Aspekte dieser Schule

Jeder Heiler mit GOTTES Kraft erhält extrasensorische Fähigkeiten. Es gibt bei Menschen die 5 Sinne, über die jeder gesunde Mensch verfügt. Daß es noch etliche andere Empfangskanäle und damit Sinne bei Menschen gibt, wurde bereits an anderer Stelle erwähnt. Welche dies sind und wo sie lokalisiert sind, erläutere ich später.

Allen gemeinsam sind diesen extrasensorischen Fähigkeiten, daß sie es dem Menschen ermöglichen, andere Informationen als den auf Erden üblichen wahrzunehmen. Informationen, die einem anderen energetischen Bereich angehören. Es ist nun nicht nötig, daß sich alle beim Menschen vorhandenen zusätzlichen Empfangskanäle öffnen, damit man Heiler werden kann. Jeder Mensch erhält nur einen Teil der Möglichkeiten, die es insgesamt gibt. Aber jeder erhält so viele, daß er Menschen diagnostizieren und heilen kann, außerdem erhält er die Fähigkeit, Naturmittel zum Heilen einzusetzen. Wie er dies aber tut, das ist bei jedem oder fast jedem etwas anders.

Ein Beispiel möge dies erläutern:

Diagnostizieren durch Anschauen kann durch das 4. Auge erfolgen, über das höchste Chakra oder durch das 7. Auge oder durch Kombination von mehreren Verfahren. Ebenso ist es möglich, nur durch den energetischen Empfangskanal, der zum Hören bestimmt ist, zu diagnostizieren. Je mehr ein Mensch über Anatomie, Physiologie und Pathologie weiß, desto deutlicher wird er diagnostizieren können. Außerdem kann er mit den Händen und dem gesamten Körper diagnostizieren. Wo die verschiendenen "Augen" des Menschen lokalisiert sind, wird übrigens später erläutert.

Welche dieser Empfangskanäle sich öffnen, ist zu Beginn der Ausbildung noch unklar. Jeder Heiler erhält im Prinzip die Fähigkeit zu diagnostizieren. Wie differenziert er dann über das Diagnostizieren verfügt, das hängt auch von ihm, von seinem angelernten Wissen und seinem Bemühen ab.

Und nun zu den verschiedenen Aspekten der Italodeuru-Heilerschule.

Wer diese Schule absolvieren will, hat im Prinzip eine reichhaltige Auswahl an möglichen Fähigkeiten, von denen er etliche, manche mehr, manche weniger, entwickelt. Nur ganz selten kommt es vor, daß ein Heiler alle Fähigkeiten besitzt. Wenn dies geschieht, dann hat dies seinen Sinn. Aber auch wenn ein Heiler nur einen Teil der Fähigkeiten erhält, braucht er nicht traurig und verzweifelt zu sein. Seine Möglichkeiten, anderen zu helfen, sind so phantastisch, daß er vielen, vielen Menschen helfen kann. GOTT dirigiert die Menschen schon zu ihrem Heiler, den sie benötigen. Sie können auch mit der Methode, die in Teil 2 beschrieben worden war, ihre Engel fragen, wo in der Nähe der für sie passende Heiler sitzt.

Fähigkeiten, die sich entwickeln können, kann man aufschlüsseln in folgende Bereiche:

- Diagnostizieren
- Heilen mit bioenergetischen Verfahren in Einzel- und Gruppensitzungen
- Heilen mit Gebeten
- Heilen mit Naturmitteln: Diät, Pflanzen, Mineralien, Wasser, Erde, Düften, Farben, Materialien der Natur wie Holz o.ä.
- Heilen mit Magie: weißer Magie
- Heilen von Geistern, Heilen der Seele, Kreuzheilung, Heilen von Krankheiten
- Psychische Heilung durch Aufdecken des Karmas
- Heilen mit Talisman und Amulett
- GÖTTLICHE Zeichen
- Energetische Massage
- Berührungslose Massage

Was dies im einzelnen bedeutet, wird später erläutert, wenn die Voraussetzungen zum Erlernen des Heilens dargestellt wurden.

3.2 Kontakte zu Engeln und anderen himmlischen Personen

Im zweiten Teil dieses Buches wurde genau erklärt, wie man Kontakt zu seinen Engeln erhalten kann, und was die Engel an Auskünften und Hilfen geben.

Dieser Kontakt hilft einem Menschen, sein Leben nach GOTTES Gesetzen zu gestalten. Da diese Hilfe deutlich kommt, erwartet GOTT, daß man sie in Anspruch nimmt und sich danach richtet. Er legt dabei strengere Maßstäbe an als bei einem Menschen, der diesen Kontakt nicht hat. Noch viel strenger sind die Ansprüche, die GOTT an diejenigen Menschen stellt, die Heiler werden wollen. Für diese gelten GOTTES Gesetze deutlicher. Fehlverhalten wird strenger bestraft. Heiler GOTTES müssen sich mit Leib und Seele für immer diesem Auftrag verschreiben, wollen sie ihre Seele in ausreichender Weise weiterentwickeln. Deshalb sollte jeder, der diesen Weg gehen möchte, vorher gut überlegen, ob er gewillt ist, den Auftrag anzunehmen und auszuführen. Mit Sicherheit verzeiht es GOTT einem Menschen nicht so schnell, wenn er den Weg zu ihm als Heiler wieder verläßt. Hart bestraft wird der, der den Weg beginnt und wieder umkehrt.

Niemand braucht umzukehren, weil er denkt, er sei nicht befähigt oder begabt genug, intellektuell oder von der Psyche her nicht geeignet. Jeder, der diesen Weg aus ehrlicher Überzeugung gehen will, wird ihn auch bewältigen. Die Fähigkeiten, die ein Mensch erhält, vergibt GOTT so, daß jeder entsprechend seiner Belastbarkeit und seines Charakters bedacht wird.

Entwickelt sich bei einem Menschen der heilen will, "nur" die Fähigkeit, mit magischen Prozeduren zu heilen und beschränkt sich diese Fähigkeit darauf, energetische Störungen zu entfernen, dann ist dies ungeheuer viel wert. Ein kranker Mensch, dessen Symptome verursacht sind durch energetische Einwirkungen, kann sich z.B. dann nicht heilen, solange die energetischen Einwirkungen vorhanden sind. Werden sie von einem Heilmagier entfernt, hat er endlich die Chance, gesund zu werden.

GOTT verlangt auch nicht von jedem Menschen, daß er seine Zeit ausschließlich dieser Tätigkeit widmet. Es ist durchaus möglich, daß jemand seinen Hauptberuf beibehält und in seiner freien Zeit energetische Störungen behebt bzw. Menschen von bösen Geistern befreit. Er bekämpft damit das Böse und hilft mit, daß sich das Gute in der Welt besser entwickeln kann. Andere dagegen, die als "voll ausgebildete" Heiler arbeiten, müssen sich darauf gefaßt machen, daß sie den Beruf des Heilers zum Hauptberuf machen. Wenn sie nach einer Möglichkeit suchen, hilft GOTT ihnen auch, eine zu finden.

Daß man sich daneben trotzdem Zeit für die Familie, zum Ausruhen, für das Zusammensein mit Freunden nehmen kann, ist selbverständlich.

Ich, Jesus Christus, melde mich hier kurz zu Wort. Das Heilen von Menschen ist zwar eine ernste Angelegenheit. Aber trotzdem heißt dies nicht, daß Heiler, von der Last der Verantwortung gebeugt, durch das Leben gehen sollen. Wenn ein Mensch die Gnade erlebt, als Heiler GOTTES zu arbeiten, sollte er in jeder Sekunde des Tages spüren, daß GOTT mit ihm ist - bei allen Schwierigkeiten, die er zu bewältigen hat. Dies muß ihn fröhlich stimmen. GOTT erwartet auch nicht, daß ein Mensch alles um sich herum vergißt und sich ausschließlich um seinen Auftrag als Heiler kümmert. Die Seele braucht Erholung, genauso wie der Körper. Bleibt die Erholung aus, wird die Seele und wird der Körper müde. Weil dies so ist, muß jeder Heiler, der diesen Beruf als Hauptberuf ausübt, spätestens nach drei Jahren einen Monat pausieren. Ansonsten muß er nicht Urlaub im üblichen Sinne machen, sich z.B. drei Wochen an den Strand legen, aber er muß darauf achten, daß er sich z.B. an den Wochenenden oder immer einmal wieder abends genügend Zeit zum Ausruhen und Kraft schöpfen nimmt.

GOTT läßt Heiler nicht nach der Stoppuhr arbeiten. Sie können ihr Entwicklungstempo von ihrem eigenen Wunsch leiten lassen. Es gibt Menschen, die in allen Dingen immer schnell waren, sie werden sich auch als Heiler schneller entwickeln als andere, die von einem hohen Tempo überfordert wären. Wichtig ist, daß jeder sich von dem ehrlichen Bemühen leiten läßt, Menschen helfen zu wollen und für GOTT zu arbeiten. Ich habe z.B. oft mit meinen Jüngern gelacht und gescherzt und in fröhlicher Runde mit ihnen zusammengesessen. Dies gab uns Kraft für den nächsten Tag oder die folgenden Tage. Was sollen auch die anderen Menschen davon halten, wenn Heiler GOTTES freudlos herumlaufen! Ist das ein gutes Vorbild? Nein, es schreckt eher ab.

Ich, Anna Katharina, möchte zurückkommen zu den Voraussetzungen, die ein Mensch erfüllen muß, will er Heiler werden.

Da er strenger als andere GOTTES Gesetze beachten muß, wird der auch deutlicher als andere darauf aufmerksam gemacht, wenn er etwas getan hat, was nicht in GOTTES Sinn ist.

Spürt ein Mensch den Kontakt zu seinen Engeln undeutlicher, kann es daran liegen, daß er vergessen hat, für sie um Energie zu bitten. Es kann aber auch sein, daß ein Engel oder sogar mehrere traurig sind, weil ihr Mensch ein Gesetz GOTTES gebrochen hat. Der Kontakt wird erst dann wieder stark, wenn der Mensch durch Fragen herausgefunden hat, was er falsch gemacht hat und ehrlich um Verzeihung gebeten hat. Tut er es nicht, bleibt der Kontakt schwach und undeutlich. Ganz versiegen kann der Strom, der von den Engeln ins Bewußtsein kommt, dann, wenn ein Mensch mehrmals GOTTES Gebote bricht und nicht auf die Suche geht, wo die Ursache liegen könnte. Haben sie keine Angst, daß sie den Anforderungen nicht gerecht werden könnten.

GOTT gibt alle Hilfe, die Sie benötigen. Sie müssen jedoch willens sein, nach seinen Geboten zu leben.

Die Hilfe, die jeder bekommt, der länger meditiert und natürlich jeder, der Heiler werden möchte, ist die, daß ein Geist in GOTTES Dimension oder eine andere himmlische Person beauftragt wird, als "Kontrollinstanz" zu fungieren.

Wie bereits bekannt, ist bei allen Fragen, die man stellt, die Wahrscheinlichkeit für richtige Antworten 70%, bei Problemen, die irgendetwas mit Moral, Verboten, Erlaubnissen, allgemeiner Lebensführung, auch Zukunft, zusammenhängen. 30% der Antworten sind nicht richtig. Ein Teil davon stammt aus GOTTES Dimension. Er gibt diese falschen Antworten, um die Menschen zu prüfen. Zu prüfen, ob sie seine Gesetze gewillt sind immer anzuwenden. Er prüft den guten Willen, auch die Logik, das Gedächtnis und das Vertrauen in ihn. Da der menschliche Geist beschränkt ist, kann ein Mensch natürlich nicht immer alle Variablen, die GOTT bei einer Entwicklung berücksichtigt, bedenken. Trotz allen guten Willens gelingt es ihm daher niemals, alle Antworten, die als Prüfung gegeben werden, als solche zu identifizieren. Fängt er dann an, an GOTT zu zweifeln, wird dieser böse und fühlt sich sehr traurig. Ein Mensch, der bereits Beweise für seine Existenz durch Kontakt zu seiner Dimension bekommen hat, dürfte nicht ins Zweifeln geraten. Als Auftrag hat er zu erfüllen, diese Zweifel zu überwinden.

Im Laufe der Zeit gelingt es übrigens fast allen Menschen immer besser, Antworten, die GOTT als Prüfung gibt, als solche zu identifizieren.

Die anderen falschen Antworten stammen aus der Dimension des Bösen. Warum erlaubt GOTT dies?

Wie bereits bekannt, hat GOTT das Böse als Gegenpol des Guten erschaffen. Nur dadurch, daß der Mensch das Böse in sich und in anderen überwindet, kann er sich selbst weiterentwickeln und ebenfalls

GOTT. Daher gestattet GOTT, daß das Böse einen bestimmten Anteil an Fragen beantworten darf. Um es aber den Menschen, die an ihn glauben und an seine Auskünfte glauben, nicht allzu schwer zu machen, gibt er den Menschen, die eine Zeitlang Kontakt zu ihm hatten, die Möglichkeit herauszufinden, ob eine Antwort aus der Dimension des Bösen stammt.

Er beauftragt einen Geist eines Angehörigen des Fragenden damit, seinem Schutzbefohlenen zu sagen, ob diese Antwort, um die es geht, aus der Dimension GOTTES oder der anderen Dimension kommt. Diese Auskunft ist verbindlich und es gilt das Gesetz, daß bei dieser Antwort die Dimension des Bösen sich nicht einschalten darf. Ich möchte niemanden verwirren, aber trotzdem muß ich dazu noch sagen, daß auch dann nicht mit hundertprozentiger Sicherheit die Antwort richtig ist. Selten kommt es vor, aber es kommt vor, daß GOTT entscheidet, daß ein Mensch über einen ganz bestimmten Komplex keine Auskunft erhalten darf. Fragt er danach, erhält er falsche Informationen. Und zwar durchgängig. Erlebt dann ein Mensch ein Schicksal, von dem er dachte, daß es ihn nicht trifft, da die Auskünfte aus GOTTES Dimension anders lauteten, dann weiß er, daß es GOTTES Absicht war, daß er dies erleben mußte. Er kann danach um Auskunft bitten, warum dies so geschah. Die Auskunft, die er erhält, wird ihm klarmachen, warum dies so geschehen ist.

Wie nimmt man nun Kontakt zu seiner Kontrollinstanz auf?

Nun, mit dem Gebet, mit dem man sich auch an seine Engel wendet:

Beschwörend bete ich zu dir, Geist______ und bitte dich im Namen GOTTES um Auskunft: Stammt diese Antwort aus GOTTES Dimension?

Bei "ja" ist die Frage beendet. Es folgt: Danke, Amen.

Bei "nein": Stellen Sie die ursprüngliche Frage noch einmal. Sie werden sehen, die Antwort fällt jetzt umgekehrt aus. Zweimal hintereinander darf sich das Böse nicht einmischen.

Wie finden Sie, welcher Geist für Sie zuständig ist? Gehen Sie Ihre Verwandtschaft durch. Fragen Sie in GOTTES Dimension, ob Ihr Urgroßvater Ihre Kontrollinstanz ist. Bei "nein, vielleicht eine Tante o.ä.. Sie werden bestimmt fündig werden. Sollten Sie nur herausfinden, daß es ein Urgroßonkel ist und den Namen können Sie nicht mehr erinnern, dann reden Sie ihn nur mit "Geist meines Urgroßonkels" an. Wissen Sie den Namen, freut er sich über die namentliche Anrede. Durch Befragen der himmlischen Personen können Sie seinen Namen auch herausfinden.

Vielleicht haben Sie sich gefragt, warum diese wichtige Information nicht im zweiten Teil gegeben wurde.

Nun, wenn jemand aus echtem Interesse diesen dritten Teil begonnen hat zu lesen, soll er auch dafür belohnt werden. Zumindest mit dieser Information. Wer längere Zeit meditiert hat, kann immer wieder fragen, ob er eine Kontrollinstanz erhalten hat. Sie wird ihm zu Diensten sein.

Wenn nach einiger Zeit der Kontakt zur Kontrollinstanz abreißt, seien Sie nicht entsetzt. Die himmlischen Personen befinden sich nicht immer an dem einmal eingenommenen Platz. Aus verschiedenen Gründen können Sie abberufen werden oder einen anderen Auftrag erhalten. Dann übernimmt eine andere himmlische Person die Arbeit für sie. Dies gilt übrigens für alle himmlischen Personen, mit denen ein Mensch als Heiler Kontakt hat.

Zu verschiedenen Zeiten werden himmlische Personen z.B. beauftragt, Auskunft über Krankheiten und Pflanzen zu geben. Entscheidet GOTT, daß sie lange genug einem bestimmten Heiler geholfen haben, kann es sein, daß sie weiterhin für einen anderen arbeiten müssen.

Und nun genug zu diesem Thema. Sollten Sie Fragen dazu haben, wenden Sie sich an einen Heiler oder an die himmlischen Personen. Sie werden Ihnen antworten. Da es mühsamer ist, die himmlischen Personen zu befragen, lohnt es sich schon, sich die anstehenden Fragen von einem Heiler beantworten zu lassen. GOTT hat vor, bis zum Erscheinen dieses Buches einige Heiler ausbilden zu lassen, die kompetent sind, sich Ihrer Probleme anzunehmen.

Und nun zum eigentlichen Beginn der Heilerschule.

3.3 Beeinflussung der Bioenergie

Ich setze bei den folgenden Ausführungen in diesem Teil voraus, daß Sie all das, was in Teil 1 steht, gründlich gelernt haben. Auf diesem Wissen basiert das, was nun folgt.

Das Kapitel ist überschrieben mit "Beeinflussung der Bioenergie". Das ist ein umfassender Titel. Und zwar aus folgendem Grund: Alles, was ein Mensch um sich herum erlebt, beeinflußt seine Bioenergie. Dazu gehört: Gefühle anderer Menschen, eigene Gedanken und Gefühle, Nahrung, Kosmetik, Umgebung, - engere und weitere usw., also alles, mit dem ein Mensch in Kontakt kommt.

Ein Heiler, der mit Energie arbeitet, erwirbt die Möglichkeit, ganz gezielt und damit effektiv die Energie eines anderen Menschen zu beeinflussen.

Dadurch, daß er "starke" Hände bekommt, gelingt es ihm, das Energiepotential im Körper seines Patienten zu erhöhen, so daß dieser angeregt wird, sich selbst zu heilen. Oder: Wer mit Gebeten oder Magie heilt, beauftragt himmlische Personen oder Geister, die wiederum himmlische Personen oder Geister zu Hilfe rufen, diese Arbeit zu übernehmen.

Das klingt ja nun alles sehr positiv und phantastisch. Das ist es auch! Allerdings ist es auch schwierig und anspruchsvoll. Das werden Sie sehen. Die Techniken und Verfahren zu lernen erfordert schon Aufwand, ebenso das Wissen über Naturmittel, Pflanzen u.ä. Erwartet wird aber auch, daß Sie lernen, sich voll und ganz auf Ihre Arbeit zu konzentrieren. Aus folgendem Grund: Ein Heiler gibt Energie ab. Welche Energie ist dies? Nun, das ist die Energie, die über das zweitoberste Chakra aus GOTTES Dimension in den Körper geleitet wird. Sie geht durch den Körper des Heilers bis zum Herzchakra. In dieser Höhe zweigt der Strom zu den Armen und den Händen ab. Der Strom nimmt alles mit, was der Heiler in dem Augenblick, in dem er durch den Körper fließt, fühlt und denkt. Er gibt dies als Information an den Patienten weiter.

Denkt ein Heiler beispielsweise, während er ein Biofeld glättet, daran, wie böse er im Augenblick auf diesen Patienten ist, oder auf einen anderen Menschen, dann überträgt sich dieses Gefühl auf den Patienten, der in diesem Augenblick deutlich und stark negative Energie übermittelt bekommt.

Denkt ein Heiler während der Behandlungszeit an belanglose Dinge, wie z.B. an den Einkauf zum Mittagessen, überträgt er auf seinen Patienten weniger wirksame Energie, da er nicht von dem dringenden Wunsch beseelt ist, seinem Patienten zu helfen. Ein Heiler muß lernen, seine Gedanken und Gefühle zu disziplinieren, auf die wichtige Tätigkeit des Heilens zu konzentrieren, dann wird er erfolgreicher sein als andere, die dies nicht können. Und da ja wohl jeder Heiler GOTTES anderen Menschen so gut wie möglich helfen will, ist es sein Auftrag, sich auf seine Arbeit zu konzentrieren. Dieser Auftrag ist nicht einfach zu erfüllen, da es im Laufe einer Behandlung immer wieder Situationen gibt, in denen die Gedanken leicht abschweifen können.

Etwas anderes, ebenso wichtiges muß an dieser Stelle noch erläutert werden. Es betrifft den Schutz der anderen vor den eigenen Erkrankungen und umgekehrt.

Es gibt eine Reihe von Menschen, die als Naturbegabung die Fähigkeit spüren, andere durch Handauflegen zu heilen. Wenn diese Menschen eine Ausbildung in einer guten Heilerschule absolvieren würden, würden aus ihnen sehr gute Heiler werden. Die meisten tun dies nicht, sondern wenden die Kraft ihrer Hände mit gutem Willen in aller Ahnungslosigkeit an. Dabei passiert folgendes: Energie strömt aus Ihrem Körper in den Körper des Patienten.

Was ist das für eine Energie? Wie gesagt, Bioenergie, die aus dem Kosmos durch den eigenen Körper kommt. In diesem Körper können sich Krankheiten befinden. Krankheiten, von denen der Mensch im schlimmsten Fall nichts ahnt. Diese Information über die Krankheit, die er hat, gibt er an seinen nichtsahnenden Patienten weiter. Hat dieser ein relativ intaktes Abwehrsystem, geschieht ihm nichts. Er nimmt heilende Energie auf und wird gesund. Ist das Abwehrsystem aufgrund einiger Krankheiten, Streß, trauriger Gedanken usw. schwach, kann es geschehen, daß die Information über diese Krankheit von dem Körper nicht abgewehrt werden kann - der Patient erkrankt daran. Handelt es sich um Schnupfen, ist der Schaden nicht sehr groß. Handelt es sich um Krebs, sieht die Sache schon anders aus.

Jeder Mensch, der mit Energie Menschen beeinflussen möchte, sie heilen, beruhigen, anregen, massieren möchte, muß vor allen Dingen Verfahren lernen, wie er andere vor seinen eigenen Erkrankungen schützt - und umgekehrt. Ja, auch das umgekehrte geschieht. Die Erkrankungen des Patienten gehen als bioenergetische Information in den Körper des Heilers über.

Nur derjenige, der genügend Wissen über den Schutz vor Ansteckung hat, darf eigentlich mit ruhigem Gewissen mit Energie arbeiten. Da dies so wichtig ist, erfahren Sie zu Beginn dieser Heilerschule alles, was Sie zu Ihrem Schutz und dem Ihrer Patienten benötigen.

3.4 Schutz und Reinigung

In diesem Kapitel lernen Sie, wie Sie sich vor negativen Energien schützen, Ihre Patienten ebenso und wie Sie sich reinigen können von eingedrungener negativer Energie. Ein Hinweis noch für diejenigen, die nicht vorhaben, Heiler zu werden: Diese Verfahren sind zum Teil auch für Sie von größtem Interesse und Nutzen. Suchen Sie sich diejenigen heraus, die Sie vor den anderen schützen und helfen, Sie von negativer Energie zu reinigen.

Fangen wir mit dem letzteren an:

Jeder Mensch ist ständig sog. negativer Energie ausgesetzt. Diese setzt sich zusammen aus den Einwirkungen, die von einer verseuchten Umwelt kommen, von ungesunder Umgebung in einem mit nicht-natürlichen Materialien gestalteten Raum usw. Ebenso ist darunter die Energie zu verstehen, die von anderen Menschen in böser Absicht geschickt wird, um einen Menschen zu stören, kränken, behindern, usw. Diese Energie sammelt sich im Organismus, wenn sie so überhand nimmt, daß die Körpergeister ihren Auftrag nicht mehr wahrnehmen können. Loswerden kann man sie normalerweise nicht. Leider! Ein Heiler, dessen Biofeld viel empfindlicher ist als das eines anderen Menschen, fängt diese Energie leichter ein. Außerdem hat er es ja notwendigerweise häufig mit kranken Menschen zu tun, deren negative Abstrahlung ebenfalls andere Menschen leichter erkranken läßt.

Diese negative Energie wird auf folgende Weisen aus dem Körper entfernt:

- Gebet der Seele (Hauptgebet der russischen Heilerschule, das wir hier ungekürzt verwenden)
- Himmlische Personen reinigen den Heiler und den Patienten von aller negativen Energie
- Reinigen mit fließendem Wasser

3.4.1. Gebet der Seele

Das Gebet wird auswendig gesprochen. Man stellt sich dazu hin, hält die Arme seitwärts etwas angewinkelt so, daß die Handflächen nach oben zeigen.

Nun stellt man sich folgendes vor: von den Handflächen geht ein Energiestrahl zu dem Strahl, der aus dem Kosmos durch das oberste Chakra kommt. An der Stelle, an der die Strahlen der Hände zusammentreffen, soll eine Linse entstehen, die den Strom aus dem Kosmos verstärkt.

Ist die Handstellung richtig, spüren Sie den verstärkten kosmischen Strahl ganz deutlich. Aber auch, wenn Sie nichts Besonderes spüren, tritt der Effekt ein. Der verstärkte kosmische Strom reinigt den Körper. Die negative Energie wird in den Boden abgeleitet. Der Effekt wird verlängert, wenn Sie nach dem Sprechen des Gebetes noch eine Zeitlang ruhig stehenbleiben und GOTT bitten, alle negative Energie aus Ihrem Körper zu entfernen. Nach und nach werden Sie spüren, wie diese den Körper in Richtung Boden verläßt. Dann bitten Sie GOTT, Ihren Körper mit reiner, sauberer Energie vom Boden her zu füllen: Auch dies werden Sie nach und nach spüren. Ihr Körper gerät in leicht kreisende Bewegung.

Danach drehen Sie die Hände parallel zum Boden mit den Handflächen nach unten. Bitten Sie Mutter Erde:

Beschwörend bete ich zu dir Mutter Erde und bitte dich im Namen GOTTES: Reinige mich von aller unreinen Energie. Fülle mich mit reiner sauberer Energie, die mich vor negativen Einwirkungen schützt. Danke Amen.

Stellen Sie sich dabei vor, von der Erde kommt ein starker Strahl durch Ihre Hände, Arme, durch den Körper von oben nach unten, und weiter in die Erde. Irgendwann werden Sie ihn spüren.

Danach spüren Sie wieder die kreisende Bewegung des Körpers, wenn Sie von der Erde her mit reiner, sauberer Energie gefüllt werden.

Wenn ein Heiler aktiv arbeitet, muß er unbedingt dieses Gebet der Seele jeden Morgen dreimal, am Abend einmal sprechen, ansonsten genügt es, das Gebet am Morgen und Abend einmal zu sprechen.

Falls Sie sich wundern sollten, warum es ausgerechnet am Morgen dreimal gesprochen werden soll: Über Nacht entsteht um den Körper herum sehr viel negative Energie, die man auf diese Weise entfernt. Es würde hier zu weit führen, die Gründe im einzelnen zu schildern, nur soviel sei gesagt: Es hat etwas mit den Geistern der Nacht zu tun und mit dem, was im Schlaf mit dem Gehirn und der Seele eines Menschen geschieht.

Falls ein Heiler zu bequem ist, das Gebet der Seele in der notwendigen Form und Anzahl zu sprechen: Er wird schwach und krank. Meditiert er sehr viel, kann er dies für eine gewisse Zeit ausgleichen, aber auf Dauer hilft es nicht.

Das, was in diesem Kapitel beschrieben wird, ist alles wichtig. Aber nicht ohne Grund steht dieses Gebet der Seele an erster Stelle. Es ist deshalb so wichtig, weil mit diesem Gebet einmal eine gründliche Reinigung erfolgt. Zweitens entwickelt sich GOTT durch dieses Gebet deutlich weiter, wenn es ein Mensch ernsthaft betet. Es beinhaltet alles, was ein Mensch versprechen und akzeptieren muß, um nach GOTTES Willen zu leben. Und das Bitten hält sich in diesen Grenzen. Da dieses Gebet diese zweifache Funktion erfüllt - Reinigung durch GOTT und

Entwicklung für GOTT - darf es nicht vernachlässigt werden.

3.4.2 Himmlische Personen reinigen

Himmlische Personen reinigen den Heiler und den Patienten von aller negativen Energie. Jeder Heiler erhält eine Schar von Engeln, die sich um sein Wohlbefinden und seine Fähigkeiten kümmern. Erhält er eine neue Fähigkeit, erhält er dazu auch die Engel, die er dazu braucht. Von fast allen Engeln weiß ein Heiler die Namen nicht. Er wäre überfordert, sie zu behalten. Die Engel kommen fast immer unbemerkt. Die Engel, die für die Reinigung zuständig sind, haben besonders viel zu tun und sind fast unentwegt für ihren Menschen beschäftigt. Auf besondere Aufforderung hin sind sie besonders aktiv und reinigen ihren Menschen und seinen Patienten besonders gründlich. Daher muß ein Heiler ihre Namen kennen. Insgesamt 9 Namen muß er erfahren. Aber wie? Ganz einfach. Entweder läßt er sich die Namen von einem Heiler sagen, der die Genehmigung hat, diese aus GOTTES Dimension zu erfahren oder erfragt sie durch Abtesten des Alphabets, ähnlich wie dies bei der Veränderung des Mantraworts geschieht.

Erhält ein Heiler die Auskunft, daß er Engel zum Reinigen bekommen hat, darf er fragen, ob er ihre Namen herausfinden darf. Bei "ja", geht er nach und nach das Alphabet durch, bis er alle Buchstaben beisammen hat. Am Schluß muß erfragt werden, ob man den Namen des Engels richtig ausspricht. Hat man alle 9 Namen beisammen, kann man beginnen, morgens die Engel zu bitten, ihren Auftrag zu erledigen und zwar mit folgenden Gebeten:

1. Beschwörend bete ich zu dir, mein Engel (Name Nr.1), und bitte dich im Namen GOTTES: Reinige den mich umgebenden Raum von aller negativen Energie.

Zur Erläuterung: Mit "umgebenden Raum" ist nicht unbedingt nur ein Zimmer gemeint. Auch wenn man sich draußen befindet, reinigt der Engel das den Menschen umgebende Gebiet und zwar so viel, daß ein Mensch einige Zeit sicher ist vor negativen Einwirkungen, die von dem umgebenden Raum stammen. Der den Menschen umgebende Raum ist auch deshalb so voll von negativer Energie, da es zur Zeit zu wenige Menschen gibt, die regelmäßig den sie umgebenden Raum säubern lassen. Die Energie, die dabei in der Erde vernichtet wird, geht für immer dem Bösen als negative Energie verloren.

2. Beschwörend bete ich zu euch, meine Engel (Name 2 bis 6), und bit-

te euch im Namen GOTTES: Reinigt meinen Strom zu GOTT von allem Bösen und aller störenden Energie.

Zur Erläuterung: Ein Heiler ist darauf angewiesen, daß der Strom zu GOTT und seiner Dimension ruhig und kräftig und ohne Störungen fließt. Die Gegenseite, die Dimension des Bösen, setzt alles daran, um den Kontakt zu stören und zu verhindern. Aus diesem Grund sind gleich 5 Engel nötig, um diesen Kanal nach oben freizuhalten. Manchmal gelingt es auch den 5 Engeln nicht, alles Böse zu vertreiben. Dann holen sie den Erzengel zu Hilfe, der die Oberaufsicht über diese Arbeit hat: Erzengel Michayel. Ihm gelingt es dann, die letzten Störungen zu vertreiben. Mit einer Ausnahme: Möchte GOTT, daß ein Mensch als Prüfung eine gewisse Zeit den Kontakt zu ihm nicht spürt, sondern von dem Bösen falsche Informationen erhält, dann bleibt der Strom für kurze Zeit unterbunden: Je tapferer der Mensch diese Prüfung besteht, desto kürzer dauert sie.

Vergißt ein Heiler, regelmäßig morgens den Strom zu GOTTES Dimension reinigen zu lassen, schleichen sich Störungen ein.

3. Beschwörend bete ich zu dir, mein Engel (Name Nr.7), und bitte dich im Namen GOTTES: Reinige mein inneres Energiefeld von aller negativen Energie.

Zur Erläuterung: So wie ein Mensch von negativer Energie umgeben ist, die ihn von außen stört, gibt es auch negative Energie, die ihn im Inneren schwächt. Der Engel, der dafür zuständig ist, reinigt die Haupt- und Nebenmeridiane von aller störenden Energie.

4. Beschwörend bete ich zu dir, mein Engel (Name Nr.8), und bitte dich im Namen GOTTES: Reinige mein Biofeld von aller negativen Energie.

Zur Erkäuterung: Das den Menschen umgebende Biofeld nimmt negative Energie der Umgebung auf. Für Menschen, die dieses Biofeld sehen können, ist dies deutlich als Trübung zu erkennen. Nach der Reinigung ist es wieder hell.

5. Beschwörend bete ich zu dir, mein Engel (Name Nr.9), und bitte dich im Namen GOTTES: Reinige mich von allen Krankheiten.

Zur Erläuterung: Jede Erkrankung hinterläßt als Kennzeichen eine bestimmte energetische Veränderung. Bei dem Kontakt, den ein Heiler mit einem Patienten hat, geht diese Information auf den Patienten über, falls man nicht mit diesem Gebet die Information für eine bestimmte Zeit gelöscht hat.

Behandelt ein Heiler einen sehr schwer erkrankten Menschen, ist es unbedingt nötig, dieses Gebet zu Beginn einer Sitzung zu sprechen. Ein geschwächter Organismus kann sehr leicht die Krankheiten des Heilenden übernehmen. Und weil dies auch umgekehrt geschieht, empfiehlt es sich dringend, folgendermaßen zu verfahren:

Morgens werden nach dem Gebet der Seele alle diese Gebete gesprochen. Bei Gebet 3, 4 und auch 5 ist es möglich, die Familienmitglieder miteinzubeziehen. Es wird ihnen helfen, gesundheitlich stabil zu bleiben. Vor und nach jeder Behandlung müssen alle Gebete gesprochen werden, wobei man bei Gebet 3, 4 und 5 den Patienten miteinbezieht.

Und zum Schluß natürlich: Danke, Amen.

Die Engel wachsen immer mit ihren Aufgaben. Aus diesem Grund werden Sie ihre Arbeit nach und nach immer stärker spüren und auch spüren, daß sie ihre Arbeit immer stärker und schneller erledigen.

3.4.3 Reinigen mit fließendem Wasser

Ein Heiler überträgt beim Heilen mit den Händen Energie. Auf diese Weise kommt ein Energiefluß zustande. Über die Hände wird von dem Heiler Energie aufgenommen. Die abgebende Energie ist sauber und rein von jeglicher negativer Energie. Die aufgenommene Energie dagegen nicht. Sie enthält die Teile der Energie, die beim Heilen bei einem kranken Menschen entfernt wird.

Normalerweise wandert diese Energie innerhalb einiger Minuten bis zum Ellenbogen hoch. Dort wird sie gebremst. Im Ellenbogen befindet sich eine energetische Sperre für negative Energie. Diese Sperre ist nicht immer vorhanden, sondern wird aktiviert, wenn ein Heiler mit einer Sitzung beginnt. Für eine Stunde erhält er diesen energetischen Schutz. Innerhalb dieser Frist ist er davor geschützt, daß negative Energie seinen Körper beeinflußt. Spätestens nach einer Stunde muß er sich von dieser Energie befreien. Dies geschieht ganz einfach dadurch, daß er abwechselnd jeden Arm 7 Minuten unter fließendes kaltes Wasser hält. Aber nur am Anfang dauert es so lange, bis die negative Energie in das Wasser übergegangen ist. Der Organismus gewöhnt sich rasch daran, diese Energie schneller abzugeben. Fragen Sie Ihre himmlischen Personen, sie werden Ihnen Auskunft geben, wann die Reinigung eines Arms beendet ist.

Was geschieht, wenn Sie diese Reinigung vergessen? Nun, dann gelangt die negative Energie in Ihren gesamten Organismus und dann hängt es von der Stabilität Ihres Körpers und der Seele ab, ob Sie die Krankheiten Ihres Patienten aufnehmen oder nicht. Wenn Sie sie aufnehmen, heißt dies nicht, daß Sie sofort daran erkranken. Aber nach einiger Zeit, wenn Sie mehrmals diese Prozedur vergessen haben, kann dies schon geschehen.

Leider ist es so, daß einige Menschen, die die Kraft zum Heilen in ihren Händen spüren, auf diese Weise schon erkrankten, weil sie von der Gefährlichkeit ihrer Arbeit nichts wissen. In allen guten Schulen, in denen der Umgang mit Energie gelehrt wird, stehen Schutz und Reinigung an erster Stelle. Ein untrügliches Zeichen, ob der angegebene Schutz- und Reinigungsmechanismus funktioniert, ist, ob der Heiler gesund bleibt. Fühlt er sich nach einer Behandlung müde und ausgelaugt, ist irgendetwas nicht in Ordnung. Außer mangelndem Schutz und ebensolcher Reinigung können natürlich noch andere Ursachen für Erkrankungen infrage kommen. Heiler nach der Italodeuru-Schule können bei Erkrankungen sofort ihre himmlischen Personen fragen, woher sie rühren.

3.5 Heilen mit Energie

Dieses Kapitel enthält grundsätzliche Dinge. Sie finden hier keine konkreten und detaillierten Anweisungen für die Bewegungen. Diese müssen sie in einer Heilerschule bei Heilern lernen. Es wird hier nur erläutert, welche Bewegungen und Techniken es im Prinzip gibt. Ansonsten erfahren Sie sehr genau und ausführlich, wie das Heilen mit Bioenergie funktioniert.

3.5.1 Erhöhung des Energiepotentials im gesamten Organismus

Inzwischen ist schon etliches über die bioenergetischen Verhältnisse im Körper bekannt. Es gibt im Inneren des Körpers Haupt- und Nebenenergiebahnen. Im einzelnen können Sie sich darüber in chinesischen Büchern über Akupunktur informieren. Keine Angst, Sie müssen nicht alle Energiebahnen kennen, nur die wichtigsten sollten Sie vom Verlauf her zuordnen können.

Außerdem gibt es noch um den Menschen herum das Biofeld und die energetische Verbindung zum Kosmos. Das Biofeld selbst hat Kontakt zur Erde. In der Erde wird das Biofeld gereinigt. Die Fließrichtung des

Biofeldes ist von oben nach unten im äußeren Bereich. Die gereinigte Energie steigt durch die Körperachse von unten nach oben.

Ist ein Mensch erkrankt, macht sich dies an der veränderten Energie in und um den Menschen herum bemerkbar. Dabei hängen alle Formen der in und um den Menschen herum auftretenden Energie zusammen. Also kann es nicht geschehen, daß z.B. die Chakrenenergie richtig fließt und das Biofeld eine Deformation aufweist, oder das Biofeld eine Idealform hat und wesentliche Meridiane gestört sind. Die Erkrankung eines Körpers und sei es nur eines Organs, wirkt sich immer auf die Energiebereiche des Körpers aus.

Wie arbeitet nun ein Heiler nach unserer Schule?

Nun, in zweifacher Weise. Er erhöht das Energiepotential des gesamten Organismus und er lernt, wie er gezielt einzelne Organe usw. stärken kann.

Wenn man das Energiepotential insgesamt erhöht, besteht natürlich die Gefahr, daß man - bildlich gesprochen - die Batterie an den Stellen, an denen der Organismus gesund ist, zu stark auflädt. Dieser Gefahr entgeht man dadurch, daß man mit gezielten Bewegungen ständig für einen Ausgleich im Biofeld sorgt. Dadurch verteilt sich die Energie so rasch und so gut, daß ein Überladen einzelner Energiebahnen nicht auftreten kann. Die Natur sucht immer für einen Ausgleich, auch in diesem Fall.

Und trotzdem kann man natürlich Fehler machen bei der Behandlung mit Energie. Sorgt man nicht genügend für den Ausgleich, kann ein Patient für eine gewisse Zeit Schmerzen bekommen, zu niedrigen oder hohen Blutdruck, Schwindel, leichte Kopfschmerzen o.ä. Diese Symptome halten so lange an, bis die zu stark fließende Energie in solche Bereiche des Körpers geleitet wurde, wo zu wenig Energie fließt. Mehr kann nicht geschehen. Mit einer Ausnahme: Wird ein schwer herzkranker Patient im Bereich des Herzchakras falsch behandelt, kann es zu einem Kollaps kommen. Das bedeutet nicht, daß ein herzkranker Patient sein Herz während der Behandlung nicht spüren darf. Symptome bei erkrankten Stellen sind völlig normal.

Wodurch kommen die Symptome zustande? Die Energie wird bei der Heilung mit Energie zum Fließen gebracht. Dadurch erhält der Organismus die Kraft zum Heilen. Da die Heilung mit Energie effektiv ist, ist auch der Heilungsprozeß für den Menschen oft deutlich zu spüren. Nicht immer, allerdings. Es kommt ganz auf die Art der Erkrankung an. Kommt eine Nierenschwäche aufgrund der Verkrampfung der Kapillaren zustande, entkrampfen sich diese bei der Heilung mit Energie ohne besondere Symptome. Liegt allerdings ein entzündlicher Prozeß vor, heilt die Niere unter Schmerzen.

Jede Heilung einer Erkrankung verläuft nach diesem Prinzip. Der erkrankte Bereich erhält, auf welche Weise auch immer, die Energie, die er benötigt, um zu gesunden. Eine stärkere Energie allerdings, um Menschen zu heilen, als die Energie, die von GOTT Heilern gegeben wird, gibt es nirgends. Und trotzdem hat diese Methode ihre Grenzen. Doch darüber erfahren Sie etwas in einem gesonderten Kapitel.

Es gibt Bewegungen, mit denen Sie das Biofeld und auch die Chakren und die Meridiane zum Fließen bringen. Darüberhinaus gibt es Techniken, mit denen Sie gezielt Deformationen des Biofeldes beheben können. Dies hat denselben Effekt wie das Influßbringen der Energie in den Meridianen: Wie bereits gesagt, hängen alle energetischen Bereiche des Menschen zusammen. Wird das Biofeld harmonisiert, wirkt sich dies auf die Bioenergie in dem erkrankten Bereich aus und die Erkrankung beginnt zu heilen. Manche Erkrankungen heilen relativ rasch, andere benötigen lange bis sehr lange Zeit. Generell gilt: Je schwerer eine Erkrankung ist, desto länger dauert ihre Heilung. Je schwächer das Biofeld ist, desto länger dauert die Heilung. Je weniger der Mensch bereit ist, durch Veränderung belastender Lebensumstände seine Energie zu erhöhen, desto längert dauert die Heilung. Liegen mehrere schwere Erkrankungen vor, kann die Heilung eines Menschen etliche Monate dauern - bei täglicher Sitzung. Jeden Tag erhält der Organismus Energie zum Heilen. Während einer Einzel- oder einer Gruppensitzung - je nach Erkrankung.

3.5.2 Technik der Einzelsitzung

Beginnt eine Einzelsitzung, reinigt man sich und den Patienten mit der bereits beschriebenen Prozedur. Danach bittet man eine himmlische Person um Hilfe. Eine Einzelsitzung kann nur den erwünschten Erfolg haben, wenn eine himmlische Person bereit ist, die Leitung der Sitzung zu übernehmen. Gibt es den seltenen Fall, daß keiner kommt, kann ein Heiler auch ohne himmlische Anleitung mit den erlernten Bewegungen seinen Patienten behandeln - aber weit weniger effektiv.

Wie erfährt man nun, welche himmlische Person die Leitung der Sitzung übernimmt?

Ein Heiler, der mit Sitzungen beginnen darf, hat inzwischen einen zusätzlichen Empfangskanal für kosmische Energie erhalten und zwar energetische Ohren. Diese Ohren sehen genauso aus wie die Ohren des materialen Körpers und befinden sich auch an derselben Stelle. Sie ragen nach oben und unten heraus. Je größer die Ohren sind, desto deutlicher kann der Mensch Informationen aus dem Kosmos hören. Wenn sich ein Mensch auf den Weg begibt, Heiler zu werden, oder auch auf den Weg zu GOTT geht, dann hört er eines Tages aus GOTTES Dimension Mitteilungen. Dieses Hören geschieht bei manchen Menschen so, daß sie deutlich Stimmen hören, die sie als männliche oder weibliche Stimme dem Klang nach identifizieren können. Nach einiger Zeit können sie an der Färbung der Stimme bereits erkennen, wer zu ihnen spricht. Bei fast allen Menschen mit energetischen Ohren geschieht das Hören anders. Das, was aus GOTTES Dimension kommt, hören sie mit ihrer eigenen Stimme im Inneren, so daß sie am Anfang fast nicht zwischen eigenem Gedanken und dem, was sie hören, unterscheiden können. Im Laufe der Zeit, auch wenn sie genügend Erfahrung gesammelt haben, können alle ganz deutlich erkennen, was sie aus GOTTES Dimension hören. Sind Sie unsicher, fragen Sie ihre Engel. Sie werden sie spüren lassen mit Nicken oder Kopfschütteln, ob Sie eine Information aus GOTTES Dimension erhalten haben. Zu Beginn der Einzelsitzung mit einem Patienten fragen Sie also, welche himmlische Person hilft. Daß Sie sich am Ende bei ihr bedanken, ist selbstverständlich.

Von ihr erhalten Sie alle Hilfen, die Sie benötigen. Aber denken Sie daran. Manche Information ist eine Prüfung! Die Kritikfähigkeit darf Sie nie verlassen. Bei Unsicherheiten gibt die Kontrollinstanz Auskunft. Beim Heilen von Menschen ist übrigens, wie bereits bekannt, die Prozentzahl der richtigen Auskünfte wesentlich höher als 70%. Aber hundert Prozent erreichen sie nicht. Und trotzdem ist es so, daß ein Heiler im Laufe der Zeit lernt, wo er besonders aufpassen muß, wird schnell hellhörig, wenn eine Information ihm etwas suspekt erscheint. Keine Angst vor diesen falschen Informationen! Sie dienen dem Lernen. Der Heiler muß daraus lernen. Und der Patient ebenfalls - und sei es Geduld. Die Behandlung bei einer Sitzung beginnt immer damit, daß die Energie im und um den Körper herum zum stärkeren Fließen und Harmonisieren gebracht wird. Dazu gibt es zwei Möglichkeiten.

Das eine ist ein Gebet, das gesprochen wird. Dabei wird Energie mit den Händen geschöpft und in die einzelnen Chakren gegeben. Begonnen wird mit dem Stirnchakra, geendet wird mit dem Wurzelchakra. Durch dieses Gebet wird die Chakrenenergie zum richtigen, starken Fließen gebracht, und damit auch gleichzeitig das Biofeld harmonisiert.

Der Text dieses Gebetes wird gleich genannt. Ob Sie es verwenden dürfen, erfahren Sie aus GOTTES Dimension. Von dem Tag an, an dem Sie erfahren, daß Sie dieses Gebet verwenden dürfen, dürfen Sie alle weiteren Gebete zum Heilen von Menschen verwenden. Zum Heilen mit Gebeten erfahren Sie später noch Genaueres.

Und nun erfahren Sie den Text des Eröffnungsgebets für eine Sitzung:

Jede Reise hat ein Ende, nur nicht die Energie,
laß sie kreisen, laß sie reisen, und sie endet nie.
Darum öffne deine Bahn, damit die Energie kreisen kann.
Amen

Ist es noch nicht erlaubt, das Gebet zum Harmonisieren und stärkeren Fließen der Energie zu verwenden, nehmen Sie diese Aufgabe mit der Kraft Ihrer Hände und Vorstellung wahr. Die Bewegung dazu, bei der die Hände in kleinen Bögen bewegt werden, ist etwas mühsam zu erlernen. Wer sie aber einmal beherrscht, wendet sie ohne große Mühe an.

Die weitere Behandlung während der Sitzung verläuft nun so, daß ein Patient gezielt gegen seine Erkrankungen behandelt wird. Bei der Diagnose, deren Techniken später geschildert werden, hat ein Heiler die Erkrankungen seines Patienten festzustellen. Gegen diese Erkrankungen behandelt er gezielt. Dabei sind Schwerpunkte zu setzen.

Ein Mensch mit mehreren schweren Erkrankungen wird diese nicht alle gleichzeitig los. Die Heilung eines Organismus erfolgt in Stufen.

Im Prinzip kann man sagen: Vom Lebensbedrohenden zum Lästigen, Störenden. Das kann durchaus bedeuten, daß ein Mensch, der eine lebensbedrohende Erkrankung, gegen die er zuerst behandelt wird, nicht spürt, meint, die Behandlung bringe nichts. Er täuscht sich. Krebs im Anfangsstadium schmerzt bei der Heilung fast nicht; also spürt ein Patient während etlicher Wochen sein Rheuma wie gehabt, vom Bemühen des Körpers, die lebensbedrohende Krebserkrankung loszuwerden, fühlt er meist nichts. Es gehört dann schon eine Menge Vertrauen dazu, an die Wirksamkeit der Italodeuru-Schule zu glauben, wenn man am Anfang keine Verbesserung eines schmerzenden Symptoms spürt. Meist ist es jedoch so, daß der Patient deutlich spürt, daß sich in seinem Körper etwas verändert, so daß er das Vertrauen gewinnen kann, auf die Verbesserung seiner schmerzenden Rheumaerkrankung zu warten.

Lebensbedrohende Erkrankungen sind Krebs, Herzschwäche bzw. Arteriosklerose der Herzkranzgefäße, Thrombosen, Nekrose, extremer Bluthochdruck, starke Entzündungen in einigen Bereichen des Körpers. Diese haben beim Heilen Vorrang. Hat der Körper jedoch die Kraft, solche Krankheiten zu bewältigen, bleibt in der Regel genügend Energie übrig, gleichzeitig harmlosere und ungefährlichere Erkrankungen und Störungen zu heilen.

Die Behandlung in Einzelsitzungen erfolgt solange, bis der Heiler hört, daß es für den heutigen Tag oder die heutige Sitzung genug ist. Ist der Organismus an die Behandlung gewöhnt, und das ist er normalerweise nach einigen Tagen, sind maximal 2 Einzelsitzungen pro Tag möglich. Eine Ausnahme stellt lediglich eine starke Herzerkrankung dar.

Ist die Sitzung beendet, fällt das Energiepotential nicht auf den Ausgangspunkt zurück, sondern es verbleibt natürlich auf der Höhe, auf der es am Ende der Sitzung war. Dies bedeutet, daß das Ungleichgewicht zwischen der Höhe der Energie und der Situation des biologischen Körpers bzw. der Situation der Seele einen Heilungsanreiz für längere Zeit gibt.

Man muß sich diesen Prozeß folgendermaßen vorstellen: Das erhöhte Energiepotential im gesamten Körper bzw. in einzelnen Bereichen des Organismus bewegt den Organismus dazu, sich zu verändern. Ist es "verbraucht", stoppt die Heilung des Körpers. Dies ist natürlich stark vereinfachend ausgedrückt, trifft jedoch den Kern der Sache.

Die Energie verbraucht sich weniger rasch, wenn der Körper noch auf andere Weise Unterstützung erhält, durch die richtige Diät, Pflanzen, gesunde Lebensweise. Meditiert ein Patient während der Sitzung, verstärkt sich natürlich der Effekt, da die Chakrenenergie in dieser Zeit stärker fließt.

Meditiert ein Patient zuhause, tritt im Prinzip der gleiche Effekt ein wie oben beschrieben, nur nicht so stark. Deshalb müssen manche Patienten mehrere Stunden pro Tag meditieren, um dies auszugleichen. Wenn nun jemand argumentiert, statt 5 Stunden Meditation z.B. 4 Sitzungen pro Tag à ca. 20-30 min. Dauer hätten dann doch denselben oder ähnlichen Effekt und spart dem Betroffenen Zeit, dann ist zu antworten. Erstens ist die Energie, die ein Heiler auf einen Menschen abgibt, viel zu stark. Sie könnte bei mehrfacher Wiederholung eine energetische Embolie hervorrufen. Zweitens hat das Meditieren ja auch den Zweck, die Seele zu entwickeln und GOTTES Kraft zu vergrößern. Und drittens erwartet GOTT, daß jeder Mensch auch selbst aktiv zu seiner Gesundung beiträgt.

Eine Einzelsitzung wird beendet, indem man die Engel um Reinigung bittet. Anschließend wäscht sich der Heiler die Unterarme unter fließendem Wasser und bedankt sich bei seinen himmlischen Helfern.

3.5.3 Technik der Gruppensitzung

Die Gruppensitzung, bei der mehrere bis sehr viele Menschen gleichzeitig behandelt werden, ist ein phantastischer Teil der russischen Heilerschule. Bislang war es so, daß nahezu jeder Heiler, der nach dieser Schule ausgebildet wurde, nach einem bestimmten Stand seiner Entwicklung die Genehmigung erhielt, Gruppensitzungen zu halten. Nach der Italodeuru-Schule ist dies anders. Der Personenkreis, dem es ermöglicht wird, nach dieser Schule Heiler zu werden, ist viel größer als der, der nach den strengeren Auswahlkriterien der russischen Schule die Chance dazu hatte. Also hat GOTT folgendermaßen entschieden: Er wählt diejenigen aus, die nach kürzerer oder längerer Ausbildungs- bzw. Übungszeit die Genehmigung erhalten, Gruppensitzungen zu leiten.

Dies sind natürlich in erster Linie diejenigen Heiler, die sich völlig dieser Profession verschrieben haben und darüberhinaus bemüht sind, nach den Gesetzen GOTTES zu leben. Gibt GOTT einem Heiler die Genehmigung dazu, ist dies keine Erlaubnis ohne Einschränkung für das gesamte Leben. Die Einschränkung besteht jedoch nur darin, daß GOTT von diesem Menschen erwartet, daß er seinen Beruf als Heiler als das Wichtigste in seinem Leben ansieht und daß er sich alle Mühe gibt, nach GOTTES Gesetzen zu leben. Tut er dies, behält er die Genehmigung ein Leben lang.

An anderer Stelle wurde bereits gesagt, daß ein Heiler in seinen Fähigkeiten zurückgestuft werden wird, wenn er sich nicht nach den Gesetzen GOTTES richtet.

Und nun zur Technik der Gruppensitzung. Sie wird hier so geschildert, wie sie nach der russischen Heilerschule viele Jahrhunderte gelehrt und mit bestem Erfolg angewandt wurde.

In einem Raum versammeln sich mehrere Patienten, mindestens 3, bei einem Heiler, der mit dieser Arbeit erst beginnt, maximal 20. Später, wenn der Körper des Heilers an diese anstrengende Tätigkeit gewöhnt ist, wird die maximale Zahl gesteigert.

Der Heiler bereitet sich auf die Sitzung vor, in dem er in GOTTES Dimension nachfragt, welche himmlische Personen ihm bei der Sitzung helfen und wo sie während der Sitzung stehen. Am besten notiert er es sich am Anfang, damit er die himmlischen Personen in die richtigen Ecken bittet. Verwechselt er etwas, kommen die entsprechenden himmlischen Personen nicht. Die Gruppensitzung ist dann viel weniger effektiv. Es springen zwar rasch Ersatzpersonen ein, damit die Sitzung überhaupt stattfinden kann, diese arbeiten jedoch nur zum Schutz der Beteiligten, nicht an deren Heilung.

Bevor die erste Gruppensitzung in einem Raum stattfindet, fragt der Heiler in GOTTES Dimension nach, an welche Stellen des Raums himmlische Personen gebeten werden sollen. Ist der Grundriß rechteckig, gibt es überhaupt keine offenen Fragen: Dann wird jede der 4 Ecken besetzt. Gibt es Vorsprünge, Erker o.ä., muß man klären, wohin man noch weitere himmlische Personen bitten muß. Die Ecken müssen ausreichend besetzt sein, damit der Informationsfluß aus GOTTES Dimension und der Energiestrom optimal fließen können und möglichst wenig Störung aus der dunklen Dimension erfolgt.

Ich, Jesus Christus, wurde von meinem VATER nach der russischen Heilerschule ausgebildet. Er sagte mir damals, daß es diese Technik gibt, erlernen durfte ich sie jedoch nicht. GOTT meinte, mein Leben würde so verlaufen, daß ich diese Technik niemals anwenden würde. Er hatte recht. Als ich sie später von GOTTES Dimension aus beobachten konnte, war ich fasziniert.

Man muß sich dies einmal vorstellen: Da kommen mehrere oder sogar viele Menschen zusammen, nur ein Heiler bewegt sich in deren Mitte. Von diesem Heiler geht eine ungeheure Kraft aus. Jeder Mensch, der auch nur etwas sensibel auf Energie reagiert, spürt diese Kraft, spürt, daß sie bei ihm etwas bewirkt. Die meisten Menschen, die zusammensitzen, ahnen jedoch nicht, was über die Erhöhung des Energiepotentials hinaus noch während dieser Zeit geschieht.

In GOTTES Dimension herrscht fieberhafte Arbeit. Zu Beginn der Sitzung wird die Arbeit eingeteilt. Engel erhalten den Auftrag, die Energie nach Anweisung anderer himmlischer Personen, von Erzengeln, Heiligen oder Heilgeistern zu kodieren, so daß jeder mit dem Energiestrom aus GOTTES Dimension die Art von Energie mit der Information erhält, die er zum Heilen benötigt, natürlich in der richtigen Stärke. Gleichzeitig werden eine Reihe von himmlischen Personen dazu abgestellt, den Raum selbst und den weiteren Bereich vor Personen aus der dunklen Dimension, die stören wollen, zu schützen.

Verfügt ein Heiler über die Fähigkeit, mit Hilfe von Gebeten und/oder Magie zu heilen, und ruft er durch das Sprechen von Gebeten oder magischen

Beschwörungsformeln Engel oder Geister zu Hilfe, dann füllt sich der Raum rasch mit weiteren himmlischen Personen.

Und über allem wacht GOTT selbst, der schon vor einiger Zeit beschlossen hat, die Oberaufsicht über jede Gruppensitzung zu übernehmen. Er dirigiert die Geister und anderen Gehilfen oft selbst, wenn er die Arbeit nicht an diejenigen delegiert, die er noch zum Einsatz bestimmt hat und zu seinen Füßen sitzend auf Anweisungen warten. Im Reich der Mutter Erde wird ebenfalls in dieser Zeit Schwerarbeit geleistet. Alle negative Energie, die von den Menschen und aus dem Raum abgeleitet wird, muß in der Erde gesäubert werden und kommt als reine Energie wieder zurück.

Und wenn man all dies nicht sehen oder nicht spüren kann, und nur mit menschlichen Augen darauf schaut, welches Bild sich bietet, der sieht eine Gruppe von Menschen mehr oder weniger ruhig im Raum mit geschlossenen Augen sitzen und dazwischen bewegt sich mit ruhigen Gesten ein Heiler.

Jesus Christus hat eindringlich beschrieben, welche Arbeit die himmlischen und irdischen Kräfte leisten.

Welche Funktion hat denn dabei der Heiler, außer daß er die himmlischen Personen oder Geister ruft? Er hat verschiedene Aufgaben zu erfüllen. Durch ihn geht die Energie, die zu allen Teilnehmern der Sitzung geleitet wird. Man muß sich dies so vorstellen, daß von seinem höchsten Chakra bogenförmig ein Energiestrahl zu dem höchsten Chakra jedes Patienten geht. Analysiert man diese Energie genauer, kann man erkennen daß sie in Stärke und Struktur verschieden ist. Jeder erhält die Energie in dem Umfang und in der Form, wie er sie zum Heilen des Organismus benötigt, genau abgestimmt auf die Stärke und Erkrankungen eines Menschen.

Daß diese Fähigkeit nicht von dem Menschen direkt kommt, ist völlig klar. Kein Mensch der Welt kann dies ohne Hilfe aus der himmlischen Dimension leisten.

Wo kommt die Energie her, die durch den Körper des Leiters der Gruppensitzung geht? Sie kommt aus den Ecken des Raums, in dem die Sitzung stattfindet. Dort stehen himmlische Personen, die die Energie aus dem Kosmos entweder nur empfangen (Heilige z.B.) oder empfangen und kodieren, also so verändern, daß sie für jeden Menschen passend wird. Beteiligen sich Heilige an der Sitzung, empfangen sie bereits kodierte Energie und geben sie weiter.

Wie kann man nun sicher sein, daß mit der Energie, die durch den Körper des Heilers geht, nicht auch die energetischen Kennzeichen seiner Erkrankung an alle Personen weitergegeben werden?

Wie Sie bereits wissen, enthält der ätherische Körper alle Merkmale der Erkrankungen des Organismus.

Ein ätherischer Körper wird zusammen mit dem Geist des Körpers oder mehrere ätherische Körper zusammen mit weiteren Körpergeistern von dem Heiler getrennt. Der oder die Körpergeister nehmen alle energetischen Kennzeichen der Erkrankungen des Menschen mit. Von himmlischen Personen werden diese energetischen Abbilder von allen Krankheitskennzeichen gereinigt. Da es eine unlösbare energetische Verbindung zwischen allen ätherischen Körpern und Körpergeistern gibt, bewirkt die Reinigung, daß nach kurzer Zeit auch alle ätherischen Körper und damit auch alle anderen energetischen Bereiche im und um den Körper herum frei von Krankheitszeichen sind. Geht nun die Energie durch den Heiler hindurch zu anderen Menschen hin, dann ist sie frei von Informationen, die zu Erkrankungen der Patienten führen können.

Diejenigen, die die ätherischen Körper und Körpergeister mit ihrem dritten Auge sehen können, können erkennen, daß sie frei sind von energetischen Veränderungen, die Kennzeichen für Erkrankungen sind.

Die Energie, die von den himmlischen Personen kommt, wird durch den bzw. die ätherischen Körper plus Körpergeist(er) hindurchgeleitet und geht dann weiter durch den biologischen Körper des Heilers. Dies hat folgenden Grund: Im Laufe der Sitzung wird der energetische Körper, der außerhalb steht, als Filter benutzt.

Die heilende Energie geht durch den Körper eines Patienten, lädt sich dabei mit krankmachender Energie auf und geht in den Boden hinein. Die Geister der Erde reinigen diese Energie und geben sie an die himmlischen Personen weiter, die sie wieder benötigen, um sie an den Heiler und die Menschen, die geheilt werden wollen, abzugeben. Obwohl in der Erde gründlich gereinigt wird, geschieht es doch, daß einige negative Energieteile in den Raum kommen. Ursache hierfür kann sein, daß von der Dimension des Bösen aus gestört wird oder daß einige Patienten böse Gedanken während der Gruppensitzung aussenden und anderes mehr.

Um den Rest von negativer Energie aufzufangen, dafür steht ein ätherischer Körper plus Körpergeist bzw. deren mehrere da. In ihnen sammelt sich die Energie. Am Ende der Sitzung wird diese negative Energie aus den energetischen Körpern entfernt und dem "Besitzer" werden die Körper wieder zugeführt.

Was tut der Heiler während der Sitzung außerdem?

Er arbeitet aufgrund seiner eigenen Erfahrung und Methode und nach Anweisungen GOTTES oder anderer himmlischer Personen. Bei kleineren Gruppen geht er von Patient zu Patient, bei größeren geht er nur zu denjenigen, die es besonders nötig haben. Die anderen werden von himmlischen Kräften direkt geheilt. Heiler und himmlische Kräfte arbeiten Hand in Hand. Je mehr sich ein Heiler bei den Gruppensitzungen bemüht, desto ausgefeilter wird die Technik, die ihm vermittelt wird. Er erfährt sie im Laufe einer Ausbildung und Tätigkeit von GOTT oder einem Beauftragten direkt. Gemeinsame Grundlage und Ausgangsbasis für jeden ist das, was die russische Heilerschule vermittelt. Die Gebete, die am Anfang und am Ende gesprochen werden, werden in Kürze angeführt.

Vorher jedoch wird beschrieben, wie die Vorbereitung einer Gruppensitzung erfolgt.

Arbeitet ein Heiler allein und hat er Patienten, die zu Gruppensitzungen kommen wollen, dann gibt es für GOTT nur zwei Gründe, weswegen er es ihm verwehrt, eine Sitzung zu halten. Entweder der Heiler ist krank und sein Organismus ist zu schwach, um die Sitzung durchzuhalten, oder er darf die Sitzung als Strafe für ein schweres Vergehen nicht halten. Aber wirklich nur für ein schweres Vergehen. Verbündet sich z.B. ein Heiler mit der Dimension des Bösen, kann dies für GOTT ein Grund sein, ihm die Sitzung zu verwehren. Manchmal merkt ein Heiler nicht sofort, ob eine Information oder Anweisung aus der Dimension des Bösen kommt. Ist er arglos und tut dies nicht mit der Absicht, sich mit dem Bösen zu verbinden, verzeiht GOTT natürlich. Andernfalls nicht.

Da ein Heiler immer mal wieder eine Phase schwacher Gesundheit hat, ist es auch aus diesem Grund wichtig, daß er mit einem Partner zusammenarbeitet. Einer von beiden ist dann vermutlich in der Lage, die Sitzung zu halten.

Er fragt, ob er die Sitzung halten darf. Bei Antwort "ja", empfiehlt es sich, daß er vorher fragt, welche himmlischen Personen zur Sitzung kommen und wohin sie sich stellen. Es hängt von mehreren Variablen ab, wieviele himmlische Personen bei einer Sitzung die Patienten und den Heiler betreuen. Berücksichtigt werden muß die Lage des Raumes, in der die Sitzung stattfindet, die Größe, die maximale Zahl der Teilnehmer, die man für jeden Raum sich sagen lassen muß u.a. mehr.

Am besten zeichnet man sich einen Lageplan des Raumes und fragt vorher, wer in welche Ecke oder an welche Stelle des Raumes kommt.

Diese Namen notiert man. Ebenfalls notieren sollte man sich die Reihenfolge, in der man die himmlischen Personen zu Beginn der Sitzung einlädt und sich am Ende bedankt. Die Hierarchie in GOTTES Dimension ist bekannt. Man muß mit der ranghöchsten Instanz beginnen und die Ordnung streng einhalten. Zuerst bittet man GOTT selbst in den Zenit des Raumes. GOTT übernimmt bei allen Gruppensitzungen nach der Italodeuru-Heilerschule die Leitung. Sitzen zu seinen Füßen Beobachter als Gäste und zum Lernen, werden sie als nächste gebeten. Anschließend erfolgt die Einladung an Mutter Erde. Sie ruft dann alle Geister, die zum Reinigen der negativen Energie in der Erde benötigt werden, herbei. Hier wird die bis jetzt bekannte Hierarchie erweitert. Die Personen aus dem Bereich der Geister erhalten, je nach Funktion, die sie in einer Situation erhalten, einen entsprechenden Platz in der himmlischen Hierarchie eingeräumt.

Anschließend ergeht die Einladung an die Erzengel, Heiligen, Heilgeister, Engel und Geister. Am Ende der Sitzung bedankt man sich in derselben Reihenfolge.

Die Gebete, die Sie nun erfahren, müssen alle auswendig lernen, die eine Gruppensitzung leiten wollen. Wann sie sie leiten dürfen, das hängt von der Genehmigung durch GOTT ab. Normalerweise ist es so, daß ein Heiler erst eine ganze Zeitlang gearbeitet haben muß, bevor er Gruppensitzungen leiten darf. Da ein Heiler während der Sitzung ja auch individuell heilt, muß er dies erst trainiert haben. Ausnahmen gibt es selten. In erster Linie dann, wenn ein Heiler unbedingt benötigt wird. Dann hilft GOTT und helfen die himmlischen Personen während der Sitzung in besonderer Weise, um die mangelnde Erfahrung auszugleichen. Leitet ein Heiler eine Gruppensitzung, ohne die Erlaubnis zu haben, kommt keine himmlische Person. Die Patienten spüren dies bald, daß sich nichts tut. Und nun zu den Gebeten:

3.5.3.1 Gebet vor der Gruppensitzung

Der Heiler stellt sich mit gestrecktem Arm in den Raum und deutet auf den Zenit. Dazu spricht er:

Beschwörend bete ich zu dir, mein GOTT, und bitte um die Erlaubnis, mit der Sitzung beginnen zu dürfen. Dich, mein GOTT, bitte ich in den Zenit des Raumes. Fülle diesen Raum mit reiner, sauberer Energie, die für alle Menschen heilend ist. Laß alle Menschen in dieser Sitzung gesünder werden, so daß sie mit geringeren gesundheitlichen Störungen die Sitzung verlassen, als sie sie zu Beginn hatten. Bewahre alle Anwesenden vor den Einflüssen des Bösen. Amen

3.5.3.2 Gebet zur Einladung von Gästen

Falls vor der Sitzung dem Heiler gesagt wurde, daß Gäste an der Sitzung teilnehmen, dann lädt man diese mit dem folgenden Gebet ein. Ansonsten läßt man dieses Gebet aus. Gäste kommen dann zur Sitzung, wenn sie lernen sollen, wie man bei der Gruppensitzung arbeitet. Die himmlischen Personen müssen auch lernen. Wundern Sie sich bei der Einladung nicht über gelegentliche Besucher von anderen Planeten. Nicht viel gibt es auf der Erde, was gut ist und auf anderen, weiter entwickelten Planeten unbekannt. Die Gruppensitzungen nach der russischen Heilerschule Rasuchadschieff gehören dazu. Sie wurden jetzt für die Italodeuru-Heilerschule etwas abgeändert, aber im Prinzip sind sie gleich geblieben. Besucher von anderen Planeten, von den Himmeln der Planeten kommen immer wieder, um hier zu lernen. Das Verfahren wird inzwischen auf anderen Planeten bereits erprobt. Die Seele der Heilerin, die dieses Buch diktiert bekommt, war bereits einige Male auf anderen Planeten und durfte dort als Gast bei Sitzungen teilnehmen, um ihre Erfahrungen weiterzugeben.

Das zweite Gebet lautet:

Beschwörend bete ich zu euch, . . . , . . . und bitte euch im Namen GOTTES: kommt zu GOTTES Füßen und helft von dieser Stelle aus zu heilen. Amen

3.5.3.3 Gebet an Mutter Erde

Das dritte Gebet wendet sich an Mutter Erde. Man bewegt die Arme beide nach unten, Handflächen erst nach unten, nach dem Beginn des Gebetes dreht man sie nach oben und vollführt dann einen Viertelkreis nach außen mit beiden Armen, um zu verdeutlichen, daß man sich das Füllen des Raumes mit reiner, sauberer Energie vorstellt.

Das Gebet heißt:

Beschwörend bete ich zu dir, geliebte Mutter Erde und bitte dich im Namen GOTTES: Fülle diesen Raum bis zur Decke mit reiner, sauberer Energie. Verbrenne in deinem Reich alle unreine Energie und schicke sie gesäubert wieder zurück. Bewahre alle Anwesenden vor den Einflüssen des Bösen. Amen

3.5.3.4 Gebet zur Einladung der Erzengel

Als nächstes ergeht die Einladung an die Erzengel. Sie und auch die Heiligen, die helfen, werden in die Ecken eines Raumes gebeten. Ist ein Raum nicht rechteckig, muß man vorher fragen, wo sich die himmlischen Personen hinstellen sollen.

Das Gebet ist für jede himmlische Person gleich, egal ob es sich um einen Erzengel oder Heiligen handelt. Die Erzengel müssen nur zuerst eingeladen werden. Das Gebet lautet:

Beschwörend bete ich zu dir, . . ., und bitte dich im Namen GOTTES: Komme, stelle dich in die Ecke dieses Raumes und schütze diesen Raum vor allem Bösen, das während dieser Sitzung die Anwesenden stören will. Amen

Während man das Gebet spricht, deutet man mit gestrecktem Arm auf die Ecke oder Stelle, wo sich die himmlische Person hinbegeben soll. Als letzte werden die Heiligen gebeten. Manchmal sind keine Heiligen dabei, manchmal mehrere. Das ist verschieden. Wenn aber Heilige dabei sind, wird immer der Körpergeist mit dem ätherischen Körper des Heilers in eine dieser Ecken gestellt, wo sich ein Heiliger befindet. Er schützt den Körpergeist besonders gegen böse Einwirkungen. Damit hat er soviel zu tun, daß er während der gesamten Sitzung den Hauptteil seiner Zeit damit verbringt, den Körpergeist zu schützen.

3.5.3.5 Gebet zur Einladung der übrigen himmlischen Personen

Jetzt werden die Heilgeister, danach die Engel und abschließend die Geister von Verstorbenen gebeten zu kommen. Da diese himmlischen Personen nicht während der Sitzung an einem Platz verharren, muß man ihnen den Platz nicht zuweisen. Man stellt sich also nur so in den Raum und spricht die folgenden Gebete:

Beschwörend bete ich zu dir (euch) Heilgeist(er) . . . und bitte dich (euch) im Namen GOTTES: Komm(t) und hilf (helft) beim Heilen in dieser Sitzung. Amen

Beschwörend bete ich zu euch meine Engel und bitte euch im Namen GOTTES: Kommt und helft beim Heilen in dieser Sitzung. Amen

Beschwörend bete ich zu euch , Geister von . . . , . . . , und bitte euch im Namen GOTTES: Kommt und helft beim Heilen in dieser Sitzung. Amen

Beschwörend bete ich zu euch, alle himmlischen Personen, die zusätzlich von GOTT zur Hilfe geschickt werden und bitte euch im Namen GOTTES: Kommt und helft beim Heilen. Amen

Beschörend bete ich zu dir, mein GOTT und bitte dich: Laß alle himmlischen Personen so arbeiten, daß jeder Patient Energie in der Stärke und Form erhält, die ihn heilt. Danke Amen

Beschwörend bete ich zu allen himmlischen Personen und bitte im Namen GOTTES: Heilt auch mich während der Sitzung von meinen Krankheiten. Ich bitte darum, daß alles so geschieht, wie ich es wünsche. Danke Amen

Dann kann die Sitzung beginnen. Es ist sinnvoll, aber nicht nötig, daß während der gesamten Zeit Musik zu hören ist. Es beruhigt und hilft die Menschen zu entspannen, insbesondere während der Sitzungen, in denen ein Patient ohne sein Mantra zu sprechen, teilnimmt. Günstig ist Musik auch deshalb, weil die Geräusche, die von den Anwesenden kommen, etwas in den Hintergrund treten. Manche weinen, manche machen eine vorsichtige Gymnastik, einige eine wildere Gymnastik, gelegentlich beginnt jemand zu tanzen oder andere Bewegungen zu vollführen.

Ob jemand ruhig dasitzt oder sich bewegt, das hängt von verschiedenen Faktoren ab: vom Gesundheitszustand, von der Durchlässigkeit der energetischen Kanäle, von der Reinkarnationsstufe, von der augenblicklichen Verfassung. Insgesamt ist es so, daß wesentlich mehr Patienten ruhig während der Sitzung sitzen. Und diejenigen, die sich bewegen, tun dies auch nicht während der gesamten Zeit, sondern nur dann, wenn es nötig ist. Weinen muß fast jeder einmal während einer oder mehrerer Sitzungen. Die Seele entlastet sich dabei von großem Kummer. Die Ursache des Kummers wird manchmal den Weinenden nicht bewußt gemacht, aber das stört den Entlastungsprozeß nicht.

Hat ein Patient eine gravierende Schädigung der Wirbelsäule, beginnt er sich recht bald zu rühren. Die Gymnastik, die der Körper von der Energie, die aus dem Kosmos kommt, verordnet bekommt, ist genau die, die ihm hilft; auch dann, wenn sie zu Beginn manchmal etwas schmerzhaft ist. Gelegentlich wird der Körper von der kosmischen Energie in eine etwas seltsame Position gebracht: Man muß sich extrem weit zurücklegen oder zur Seite lehnen. In dieser Stellung kann die Energie in verstopften Meridianen wieder beginnen zu fließen. Kommt sie auch in normaler Haltung des Körpers in Schwung, ist die Verrenkung nicht mehr nötig.

Befindet sich ein Mensch in einer höheren Reinkarnationsstufe, dann beginnt sich die Seele nach einiger Zeit zu rühren. Will GOTT, daß ein Mensch etwas von seinen früheren Leben und Strafen spürt, dann erlaubt er der Seele, von früheren Leben etwas dem Menschen zu zeigen. Gelegentlich darf ein Patient etwas abarbeiten, das als Trauma auf der Seele liegt.

War ein Mensch in einem früheren Leben Tänzer, hat es die Seele besonders leicht, Sequenzen aus einem solchen Leben wieder zu beleben. Es ist manchmal schon erstaunlich zu beobachten, wie ältere Patienten bspw. graziöse und schwierige Bewegungsformen in entspannter Phase durchführen können. Für den Menschen selbst ist es faszinierend zu registrieren, wie er sich in früheren Leben bewegt hat. War z.B. eine Frau Tänzerin vor 5000 Jahren in Ägypten, kann es geschehen, daß sie in diesem Leben während der Sitzung uralte Tänze aus dieser Zeit tanzt. Gelegentlich hört man auch etwas aus dieser Zeit, natürlich in der Originalsprache. Häufiger als Bewegungen aus früheren Leben kommt es vor, daß man Bilder aus früheren Leben sieht. Man kann dies durch den Wunsch, daß es geschieht, etwas beeinflussen, aber nur etwas. Im Prinzip entscheidet GOTT darüber, was man von früheren Leben kennenlernt. Wenn man sehr viel aus früheren Leben erfährt, ist das immer ein Zeichen dafür, daß man sich in seinem letzten oder vorletzten Leben befindet. Die Seele hat viel gehortet und gibt einiges davon preis.

Besonders erstaunlich ist es für einen Menschen, wenn er von seinen Strafen etwas spürt. Er spürt genau, daß er z.B. ein Vogel oder ein Stein ist. Als seine Seele eingesperrt war in einem Vogel, registrierte sie jede Bewegung, jede Absicht, jedes Gefühl des Tieres. Dies kann in der Sitzung reproduziert werden.

Doch, wie gesagt, die meisten Patienten sitzen ruhig und entspannt während der Sitzung auf ihrem Stuhl. Ich habe nur deshalb so ausführlich beschrieben, was passieren kann, damit sich niemand beginnt zu fürchten, wenn eines der möglichen körperlichen oder seelischen Sensationen eintritt.

Je höher die Reinkarnationsstufe ist, desto deutlicher nimmt ein Patient während der Sitzung wahr, daß Energie in seinen Körper kommt. Bis auf verschwindend wenige Ausnahmen registriert jeder Schmerzen, Unbehagen in erkrankten Regionen, kurze Stiche, leichtes Ziehen oder auch starke Schmerzen. Normalerweise verschwindet dies am Ende der Sitzung.

Der Heiler geht während der Sitzung von Patient zu Patient und läßt sich von den himmlischen Personen sagen, wie er behandeln soll, um die Arbeit der himmlischen Helfer zu unterstützen.

Im Laufe der Zeit werden die Angaben immer deutlicher und auch die Technik beginnt sich zu ändern. Ob und wann dies geschieht, das hängt von mehreren Faktoren ab, davon, wie oft ein Heiler Gruppensitzungen leitet, wie gern er es tut, wie sehr er wünscht, daß er sich fortentwickelt in dieser Richtung, von der Notwendigkeit, daß dies geschieht.

Übernimmt ein Heiler z.B. gern den anstrengenden Auftrag, Gruppensitzungen für viele Patienten durchzuführen, erhält er die Fähigkeit, dies auch zu tun, zusammen mit der dazugehörenden Technik.

Die hier geschilderte Form der Leitung einer Gruppensitzung gilt bis maximal 30 Personen, das Minimum ist 4 Personen (den Heiler inbegriffen).

Wenn ein Heiler nur gelegentlich Gruppensitzungen hält, entwickelt er sich in dieser Richtung nicht weiter. Und trotzdem ist auch diese unterste Stufe der Technik schon vollkommen und phantastisch. Bis zu 30 Menschen erhalten heilende, genau auf sie abgestimmte Energie in der passenden Stärke. Das ist schon so unglaublich viel, daß ein Heiler bis zum Ende seines Lebens damit hoch zufrieden sein kann.

Diejenigen, die weitere Stufen dieser Technik erwerben, werden aus GOTTES Dimension direkt und individuell ausgebildet. So kann es geschehen, daß bei zwei Heilern, die zusammenarbeiten und sich in der Leitung von Gruppensitzungen abwechseln, die Techniken verschieden sind, je nach Entwicklungsstand des Heilers. Aber trotzdem ist bei beiden der heilende Effekt derselbe. Was der Heiler mit dem geringeren Entwicklungsstand noch nicht selbst leisten kann, übernehmen für ihn die himmlischen Personen. Eine Gruppensitzung dauert ungefähr eine Stunde. Gibt es irgendeinen Grund, die Sitzung früher zu beenden, dann erfährt dies der Heiler und muß dieser Anweisung Folge leisten. Tut er es nicht, kann es geschehen, daß es irgendeinem Anwesenden vielleicht übel wird oder er starke Symptome bekommt, die ihn ängstigen. Da der Organismus eines Menschen, insbesondere der eines kranken Menschen sowieso gelegentlich starke Reaktionen auf die Sitzung zeigen kann, ist es notwendig darauf hinzuweisen, daß bei ängstigenden Symptomen ein Patient die Sitzung verlassen sollte. Nach einigen Minuten der Erholung kann er, wenn er will, wieder teilnehmen.

Hört der Heiler jedoch, daß für einen Menschen an diesem Tag die Teilnahme nicht günstig ist, muß er ihn wegschicken. Es kommt sehr selten vor, aber es kommt vor, daß der Organismus eines Menschen zu schwach ist für die einstündig stark fließende Energie aus dem Kosmos, auch wenn sie dem Organismus angepaßt ist. Unter ein bestimmtes Minimum kann sie nicht gehen, sonst hätte der Teilnehmer überhaupt keinen Effekt.

Während der Sitzung bittet der Heiler immer wieder darum, daß er genügend Energie für seine Patienten erhält. Dies hat folgenden Grund: Jeder Heiler muß in jeder Sekunde seines Daseins wissen, daß nicht er der Verursacher der Heilung ist, sondern GOTT und seine Kraft. Also muß er auch während der Gruppensitzungen immer wieder um Energie bitten, damit er an diese Tatsache erinnert wird.

Das Gebet hierfür wird so gesprochen, daß der Heiler sich nacheinander an jeden Erzengel wendet, der bei der Sitzung anwesend ist. Die Bitte wird folgendermaßen geäußert:

Ich bitte um genügend Energie. Danke Amen

Es ist nicht verboten, aber auch nicht notwendig, den Namen des Erzengels auszusprechen. Wie oft diese Bitte gesprochen wird, ist verschieden. Ein Heiler in höheren Entwicklungsstufen kann es verkraften, daß ein größerer Energiestoß seinen Körper durchfließt. Er wird seltener darum bitten müssen als ein Heiler, der erst wenige Sitzungen geleitet hat und dessen Körper noch nicht an die kosmische Energie gewöhnt ist.

3.5.3.6 Gebete zum Abschluß der Sitzung

Gegen Ende der Sitzung fragt der Heiler, ob er die Sitzung beenden darf. Anschließend spricht er zum Abschluß der Sitzung eine Reihe von Gebeten:

Beschwörend bete ich zu dir, mein GOTT, und bitte darum, daß ich diese Sitzung beenden darf. Zuerst bedanke ich mich bei dir, mein GOTT, daß du mir in dieser Sitzung geholfen hast. Ich bete darum, daß deine Entwicklung schneller und umfangreicher erfolgt, schneller als du es für dich geplant hast.

Beschwörend bete ich zu dir, mein GOTT, und bitte dich: Gib allen himmlischen und irdischen Kräften unter dir mehr als genügend Energie, entsprechend ihrem Niveau, damit sie die guten Taten, die sie durchführen möchten, auch bewältigen können. Laß sie ewig weiterwachsen und stärke sie in ihrer Kraft.

Beschwörend bete ich zu euch, ihr himmlischen und irdischen Kräfte unter GOTT und danke euch im Namen GOTTES für eure Hilfe.

Namentlich bedanke ich mich bei dir, geheiligte Mutter Erde, bei euch Erzengel . . . , euch (dir) Heilige(r) . . . , bei meinen Engeln, bei den Geistern von . . . und allen anderen, die meiner Einladung gefolgt sind.

Beschwörend bete ich zu dir, mein GOTT, und bitte dich: Gib allen ewige Blüte. Danke Amen

Beschwörend bete ich zu dir, mein GOTT, und beschwörend bete ich zu euch, himmlische und irdische Kräfte unter GOTT: Geht zurück in eure Wohnung. Amen

Ich bedanke mich bei allen und bin voller Ehrfurcht darüber, daß alles so wird, wie ich es gewünscht habe. Danke Amen

Damit ist die Sitzung zuende.

Hoffentlich wundert sich niemand über das strenge Zeremoniell. Wer die Bücher von Jesus Christus aufmerksam gelesen hat, hat bestimmt verstanden, daß in GOTTES Dimension strenge Gesetze herrschen. Diese Gesetze besagen u.a., daß für jede Prozedur die entsprechende Rangfolge eingehalten werden muß, ansonsten kommen die himmlischen Personen nicht. Die Gebete müssen wörtlich genau gesprochen werden. Dann haben sie die größte Wirkung. Es ist so, als hätten Sie den genau passenden Schlüssel für ein Schloß.

Ist der Schlüssel etwas verändert, verbogen oder abgenutzt, dann bereitet es sehr viel mehr Mühe, das Schloß damit zu bewegen. Es dauert länger, erfordert mehr Kraft oder bei größeren Veränderungen, funktioniert das Schloß überhaupt nicht mehr. So können Sie sich die Funktion dieser Gebete vorstellen.

Vergißt ein Heiler vor Anspannung oder aus Müdigkeit ein Gebet oder einen Teil eines Gebetes, verzeiht dies GOTT und auch die Betroffenen. Es wird ihm allerdings gesagt. Entschuldigt sich der Heiler und nimmt er sich fest vor, in Zukunft aufmerksam zu sein, ist alles wieder in Ordnung.

Optimal ist es, wenn ein Patient jeden Tag an einer Sitzung teilnimmt, aus Zeitgründen maximal zweimal pro Tag, damit die Heilung früher abgeschlossen ist. Nur leider ist dies nicht optimal für den Heiler, weil er auch Pause braucht. In der Realität wird dies so sein, daß an 5 oder 6 Tagen Sitzungen stattfinden, ein bis zwei Tage am Wochenende sind dann Pause.

Für eine Reihe von Menschen ist es nicht möglich oder scheint es nicht möglich zu sein, die optimale Zeit für die Sitzungen aufzubringen. Bei schwereren Erkrankungen dauert es viele Monate, bis die energetische Heilung abgeschlossen ist. Manche Menschen sind auch wegen des geringen Bekanntheitsgrads der Methode (noch) skeptisch und wollen sich deshalb auf eine lange Behandlungsdauer vorläufig nicht einlassen. Für diese Menschen empfiehlt es sich, 8 Sitzungen in Folge (ausgenommen Wochenende) anzubieten. Am Ende der Teilnahme erhalten sie ihr persönliches Mantrawort. Sie erhalten auf diese Weise die Möglichkeit, eine Menge für ihre Gesundheit und ihre Seele zu tun. Die Wirkung der Heilmantrameditation wurde ja bereits ausführlich beschrieben. Nach der russischen Heilerschule allein war es nach der Vergabe des Mantras nur den begabtesten Menschen (für Energie begabte natürlich) bzw. den Menschen in ihrem letzten Leben möglich, die Veränderung ihres Mantras selbst zu finden. Sie hörten oder sahen bzw. spürten es deutlich. Alle anderen meditierten mit dem passenden Mantra nur für eine gewisse Zeit. Spürten sie, daß die Wirkung des Mantras nachließ, mußten sie einen Heiler aufsuchen, um sich das veränderte Wort geben zu lassen.

Dies ist ab jetzt anders. Nach der Italodeuru-Heilerschule kann jeder, nachdem er einmal ein Mantra erhalten hat, die Veränderung selbst finden. Voraussetzung ist, er meditiert jeden Tag mindestens eine halbe Stunde. Das ist das absolute Minimum. Kein Mensch wird behaupten können, daß er diese Zeit pro Tag nicht aufbringen kann. Ist er aus irgendeinem triftigen Grund verhindert oder ist er so stark erkrankt, daß er nicht meditieren kann, obwohl er möchte, verzeiht dies GOTT und der Betreffende kann am nächsten Tag oder übernächsten Tag weitermeditieren. Pausiert er aus anderen Gründen, paßt sein Mantra nach der Pause nicht mehr und er muß sich ein neues geben lassen.

Nach einiger Zeit der Meditation, bei manchen Menschen schon nach wenigen Tagen, kann getestet werden mit dem üblichen Verfahren wie bei dem Testen von Lebensmitteln auch, ob das Matra noch völlig richtig ist. Bewegt sich der Mensch nach vorne, bedeutet dies "ja", bei der Bewegungsrichtung nach hinten: "nein". Bei "nein" muß man auf die Suche gehen. Wie dies zu geschehen hat, können Sie im zweiten Teil des Buches im Kapitel 2.3.8 *Technik des Meditierens* nachlesen, falls es Ihnen nicht mehr in Erinnerung ist.

Nimmt jemand an Gruppensitzungen dieser Art teil, ist es nicht nötig, daß sich ein Mensch mit dem geistigen Hintergrund der Arbeit eines Heilers genauer befaßt. Wenn das, was er tut, nur der Verbesserung seiner Gesundheit dienen soll, ist es durchaus ausreichend, daß er nach den 8 Sitzungen jeden Tag meditiert. Es sollte aber jeder Patient darauf hingewiesen werden, daß nach einiger Zeit des Meditierens die Fähigkeit bei jedem Menschen sich entwickelt, daß er seine Lebensmittel usw. testen kann. Finden also Gruppensitzungen in der eben beschriebenen Art statt, empfiehlt es sich, die Patienten darüber zu informieren, wie das Testen geschieht.

Diejenigen, die den Hintergrund der Arbeit kennenlernen wollen, können sich durchaus in den Büchern von Jesus Christus informieren.

3.6 Heilen mit Magie

Mit diesem Kapitel beginnen sozusagen die einzelen "Fachrichtungen". Die ersten Kapitel beinhalten die Aspekte, die sozusagen die gemeinsame Basis darstellen, dies und noch einiges, was viel später erklärt wird. Wundern Sie sich nicht, daß Sie ab und zu eine logische Stringenz bei dem Aufbau des Heilerteils des Buches vermissen. Es gibt nämlich keine. Vieles muß man gleichzeitig lernen und entwickeln. Die meisten Teile bauen nicht logisch aufeinander auf, so daß man das eine beherrscht und dann folgt zwingend nur eine nächste andere Stufe. Das ganze System ist komplex, eines greift ins andere, aber das versteht man erst genau, wenn man alle Teile kennt und nach der Entwicklung seiner Fähigkeiten beginnt zu arbeiten. Für jeden Menschen sind, wenn er möchte, einige Fachrichtungen vorgesehen, über die Sie jetzt nach und nach informiert werden. "Insgesamt" heißt, was generelles Wissen der Italodeuru-Heilerschule darstellt. Dies bedeutet nicht, daß Sie nicht irgendwann einmal Individualunterricht erhalten und sich in Disziplinen ausbilden lassen, die nicht zur gemeinsamen Basis dieser Schule gehören. Ein Beispiel sei erwähnt: Das Wissen der Menschen um Zeichen der Natur ist verlorengegangen. Die Natur, der Kosmos macht immer auf eine drohende Katastrophe aufmerksam. Man muß die Zeichen nur erkennen und richtig deuten. Wer von GOTT dazu ausersehen ist, sich in diese Richtung zu entwickeln, wird in Form von Individualunterricht dieses Wissen und auch die Fähigkeit erhalten, die Zeichen der Natur zu registrieren. Wer sehr begabt ist, wird dann eines Tages z.B. Steine verstehen, was sie zu erzählen haben. Steine registrieren wie jedes andere Lebewesen oder Material, was ringsherum geschieht. Sie speichern dies energetisch. Wer lernt, diese Energie zu hören, kann sich von Steinen berichten lassen. Also Individualunterricht erschließt noch unglaubliche Wege zusätzlich zu den hier aufgezeigten.

Zurück zu dem eigentlichen Anliegen dieses Kapitels: Heilen mit Magie.

Jeder echte von GOTT eingesetzte Magier bekommt einen eigenen Schlüssel. Dieser Schlüssel kann in einem Symbol bestehen, das mit einer Beschwörung aktiviert wird. Es kann auch nur aus einem Zeichen bestehen, das man gedanklich zeichnen muß, oder nur aus einer Beschwörungsformel, die zu sprechen ist. Eine Kombination mehrerer Elemente ist dann gegeben, wenn ein Magier sein Wissen an Schüler weitergibt.

Der eigentliche Schlüssel verbleibt bei dem, der ihn ursprünglich erhalten hat. Bildet er Schüler aus, wird der Schlüssel variiert und diese Veränderung ist dann der Schlüssel des Schülers. In der Magie selbst gibt es wiederum eine Reihe von Fachrichtungen. Einige seien hier aufgezählt. Mit Magie kann man

- Krankheiten heilen (körperliche und seelische sind damit gemeint)
- defekte Kreuze reparieren
- energetische Einwirkungen entfernen
- böse Geister vertreiben
- Menschen und Gebäude sowie Fahrzeuge vor bösen Geistern schützen
- Informationen aus der Chronik des Wissens erhalten
- sein drittes Auge bzw. andere Augen öffnen

und einiges mehr.

Das, was zu dem allgemeinen Wissen der Italodeuru-Heilerschule gehört, hat in erster Linie mit dem Heilen von Menschen von Krankheiten zu tun. Es wird vermittelt:

- Heilen von körperlichen Krankheiten
- Heilung der Seele
- defekte Kreuze reparieren
- energetische Einwirkungen entfernen
- Geistheilung (hier ist gemeint: Geister vertreiben)

Was bedeutet dies nun im einzelnen?

3.6.1 Heilen von Krankheiten

Heilt man mit bioenergetischen Verfahren, erhält ein Körper während einer Einzel- oder Gruppensitzung Energie zur Selbstheilung. Ist die Sitzung zuende, ist die Energie, die der Körper erhalten hat, nicht sofort "verbraucht", sondern das erhöhte Energiepotential wirkt noch eine Zeitlang nach. Irgendwann ist es dann soweit, daß die Erhöhung des Energiepotentials sozusagen zur Heilung vollständig benutzt wurde. Dann befinden sich Energiesituation und körperliche, materiale Situation im Gleichgewicht. Durch Meditieren, positive, freundliche Gedanken kann dieser Prozeß auf einem geringen Niveau wieder in Gang gesetzt werden, bis die nächste Sitzung folgt. Ein Magier, der z.B. die Fähigkeit bekommt, mit Magie eine bestimmte Krankheit zu heilen, bspw. Migräne, spricht für einen Patienten während der Sitzung die magische Prozedur, wenn sein Patient an dieser Krankheit leidet.

Khalif Tscheborok, der Fürst der Geister, schickt nun einige Geister los, die den Patienten in Augenschein nehmen. Sie schauen, was die himmlischen Personen gerade mit dem Patienten tun, welche Erkrankungen sie wie intensiv heilen. Daraus leiten sie ab, wieviel zusätzliche Energie der Patient noch für die Heilung von Migräne verkraftet. Sie bitten himmlische Personen, eine genau definierte Energiemenge dazu zu verwenden, die Migräne des Patienten zu heilen. Selbst wenn die durch die Sitzung gegebene Energie bereits "verbraucht" ist, arbeiten die himmlischen Personen weiter an der Heilung der Migräne, bis auch ihre Energie zuende gegangen ist. Es kann sein, daß himmlische Personen im Auftrag von Geistern z.B. noch in der der Sitzung folgenden Nacht bis zum Morgengrauen arbeiten. Es kann aber auch sein, daß sie kurz nach Ende der Sitzung bereits ihre Arbeit einstellen. Es kommt immer darauf an, wieviel Energie der Organismus verkraften kann.

Und noch ein Aspekt kommt hinzu: Die Kraft des Magiers. Jeder Heiler hat eine bestimmte Heilkraft. Diese Kraft entwickelt sich im Laufe eines Heilerlebens. Wie stark sie wird, hängt von mehreren Faktoren ab; von dem, was GOTT vorgesehen hat; von dem Bemühen eines Heilers, aber auch davon, wie sehr er sich bemüht, nach den Gesetzen GOTTES zu leben. Dasselbe gilt für die Kraft eines Magiers. Sie kann sich in verschiedene Richtungen hin entwickeln. Die erste Stufe besteht darin, daß der Magier sich in direkter Nähe seines Patienten aufhält, während er die magische Prozedur durchführt. Ersatzweise darf er bei einigen Prozeduren ein Namensschild seines Patienten verwenden. Die Geister holen dann einen ätherischen Körper des Patienten zu dem Magier. Die

Veränderung durch die magische Prozedur nimmt der ätherische Körper dann als energetische Kennzeichnung mit zurück und verändert dann alle ätherischen Körper und alle weiteren energetischen Bereiche des Körpers. Die nächste Stufe in der Entwicklung wird dann erreicht, wenn die Prozedur etliche Meter entfernt vom Patienten durchgeführt wird, später spielt die Entfernung keine Rolle mehr. Selbst wenn sich der Betroffene auf der anderen Seite der Erde befindet, wird er ohne Probleme von den Geistern gefunden. Am Anfang der Entwicklung eines Magiers gilt die Prozedur nur für eine Person, später für mehrere bzw. viele; für wie viele, kann sich der Magier, wenn er möchte, sagen lassen.

Was in einer hohen Stufe der Entwicklung möglich ist, bleibt nur denen vorbehalten, die tatsächlich viele Jahre mit Magie arbeiten und sich dabei immer weiterentwickeln dürfen. Wann darf sich ein Magier nicht mehr weiterentwickeln? Nun dann, wenn er seine Kenntnisse der Weißen Magie dazu nutzt, um Schwarze Magie zu betreiben. Will er das tun, gibt ihm die Dimension des Bösen bereitwillig und sofort das nötige Wissen dazu. Wendet es der Weiße Magier an, ist seine Entwicklung von diesem Augenblick an gestoppt. Er erwirbt keine neue Fähigkeit mehr, seine Kraft wird nicht mehr stärker. GOTT nimmt ihm aber niemals im Leben die Fähigkeit weg, magische Prozeduren durchzuführen. Er hofft jedoch sehr, daß der Mensch zur Einsicht kommt und nunmehr nur noch Weiße Magie betreibt.

Zur höchsten Stufe der Magie gehört z.B. die Entmaterialisierung. Dies bedeutet, daß alle Teile des Organismus, die energetischen und materialen Teile in eine andere Energieebene transformiert werden, so daß sie für die Umstehenden unsichtbar werden. Im Bruchteil einer Sekunde kann dann dieser Mensch zu einem weit entfernten Teil der Erde fliegen und sich dort materialisieren. Mit Hilfe anderer Techniken, die hier in diesem Buch nicht beschrieben werden, gelingt dies übrigens auch.

3.6.2 Heilen der Seele

Psychische Störungen verändern die Energie im Körper. Dies ist völlig selbstverständlich. Jeder Leser weiß inzwischen, daß es eine so enge Verzahnung zwischen Körper und Seele gibt, daß ein stets zänkischer, aggressiver, trauriger oder negativ gestimmter Mensch auf Dauer nicht gesund werden kann.

Eine psychische Störung manifestiert sich aber auch noch auf eine andere Weise im Körper. Bevor erläutert wird, was damit gemeint ist, muß noch kurz geklärt werden, was eine psychische Störung ist. Eine Definition ist bekanntermaßen nicht einfach. Gelegentlich ist es auch vom Individuum abhängig, ob es eine Störung überhaupt als Störung empfindet oder nicht. Ebenso gilt dies für die Gesellschaft, ob sie eine bestimmte Variante des Verhaltens als Störung begreift oder als Variable im Normbereich toleriert.

Da es so schwierig ist, psychische Störungen zu definieren, versuche ich mehrere Definitionen zu geben.

1. Eine psychische Störung liegt vor, wenn ein Mensch nicht in der Lage ist, nach Abwägen aller notwendigen Aspekte eine begründete Handlung durchzuführen. Diese Art der Störung tritt bei sehr vielen Menschen zumindest gelegentlich auf. Als Beispiel sei Jähzorn genannt: Menschen mit dieser Eigenschaft denken nicht in Ruhe über ein Problem nach, bevor sie handeln, sondern sie handeln, ohne zu denken. Dagegen hilft: Meditieren mit einem Heilmantra.

2. Eine psychische Störung liegt vor, wenn ein Mensch sich nicht von Zwängen befreien kann. Er spürt z.B. deutlich, daß bestimmte Personen in seiner Umgebung, bestimmte Situationen für ihn äußerst ungünstig sind und trotzdem kann er von ihnen nicht lassen. Dagegen hilft: Meditieren und hören auf seine innere Stimme. Auch diese Situation erleben viele Menschen. Daß es so kommt für den einzelnen, hat sehr viel mit Erziehung und Normen in der Gesellschaft zu tun. Werden junge Menschen behutsam, aber mit Strenge und Konsequenz erzogen, gewinnen sie als Erwachsene die Festigkeit, das zu tun, was sie für richtig halten. Und da sie behutsam und mit Liebe erzogen wurden, möchten sie dies anwenden und an die nächste Generation weitergeben. Das, was sie für richtig halten, ist dann sehr wahrscheinlich das, was für viele Menschen gut ist.

3. Eine psychische Störung liegt auch dann vor, wenn ein Mensch nicht in der Lage ist, zu akzeptieren, daß er zwar ein unverwechselbares Individuum ist und gleichzeitig ein gesellschaftlich bedingtes Wesen und umgekehrt. Das heißt: Jeder Mensch hat die Aufgabe, seine Interessen und die der anderen in allen Handlungen und Gedanken zu berücksichtigen. Ein gesundes Gleichgewicht herrscht dann, wenn ein Mensch in Konfliktsituationen gelegentlich seine Wünsche durchsetzen kann, in anderen Situationen sich zurücknimmt und den Wünschen anderer Vorrang läßt. Dann kann die Seele gesund bleiben. Gelangt ein Mensch zwischen den beiden Polen Selbstverleugnung und Durchsetzen seiner

Wünsche dicht an den Rand des einen Pols und bleibt dort, dann liegt eine seelische Störung vor. Die Psyche ist gestört, der Mensch fühlt sich unglücklich, wenn er niemals seine Wünsche gegenüber anderen durchsetzen kann. Das erscheint einleuchtend.

Doch ebenfalls gestört ist die Seele eines Menschen, der niemals auf andere Rücksicht nehmen will und immer seine Vorstellungen durchsetzt. Nach außen hin mag ein solcher Mensch stark und ungebrochen dastehen, im Inneren jedoch ist er unglücklich, weil es ihm immer wieder gelingt, sich gegen alle und alles durchzusetzen. Er ist unentwegt auf der Suche nach einem Menschen, der stärker ist als er. Diese psychische Störung kann man ebenfalls mit Meditation angehen und mit dem Hören auf die innere Stimme.

4. Das, was jetzt beschrieben wird, sind keine psychischen Störungen mehr, sondern massive seelische Erkrankungen. Zu ihnen gehören Autismus, Schizophrenie, völlige Lethargie oder Erkrankungen, die nur einen Teil der Persönlichkeit betreffen, wie z.B. abartige sexuelle Wünsche. Dazu gehört aber auch, wenn ein Mensch Taten begeht, die grausam sind. Quält ein Mensch einen anderen Menschen oder Tiere, dann ist dieser Mensch seelisch krank. Ein Mensch, der z.B. andere brutal und vorsätzlich mißhandelt oder einen anderen gar tötet, wird von GOTT sehr streng dafür bestraft. Er bekommt natürlich seine Chance, spätestens im nächsten oder übernächsten Leben, aber streng bestraft wird er trotzdem.

GOTT weiß, daß jeder Mensch in jeder Sekunde seines Lebens "nein" sagen kann, wenn er vorhat, etwas zu tun, was andere ängstigt oder quält. Selbst wenn man argumentiert, daß ein Mensch bei einer Untat nicht Herr seiner Sinne war, weil er entweder betrunken war oder Drogen genommen hatte, läßt GOTT dies nicht als Entschuldigung gelten. Jeder weiß, was passieren kann, wenn er Alkohol trinkt oder Drogen nimmt.

Ist ein Mensch an einem psychischen Leiden der hier beschriebenen Art erkrankt, genügen Meditation und hören auf die innere Stimme nicht. Solch ein Mensch braucht Hilfe durch die Gesellschaft, durch andere Menschen, die sich liebevoll um ihn kümmern und gleichzeitig dafür sorgen, daß andere vor ihm geschützt sind.

Leidet ein Mensch an einer Erkrankung, die mit Selbstzerstörung bezeichnet werden kann, muß er ebenfalls betreut und geschützt werden - vor sich selbst.

Alle psychischen Störungen und Erkrankungen können von einem Heiler mit Magie geheilt werden. Bedingungen sind, daß GOTT es möchte, daß der Mensch so geheilt wird und daß der Heiler der Seele bereits eine höhere Stufe der Magie erreicht hat. Am Anfang kann er nur relativ einfache seelische Erkrankungen heilen, später solche mit ausgeprägteren Symptomen.

Wie geschieht dies?

Nun, die Energie im Körper verändert sich bei einer psychischen Störung oder Erkrankung in spezifischer Weise. Der Strom, der vom Kosmos kommt, wird durch die Erkrankung einer Seele in spezifischer Weise abgelenkt. Ein Beispiel: Leidet ein Mensch an Angst, verläuft die Linie in Höhe der Seele nicht gerade, sondern macht einen Bogen nach außen:

nicht so:

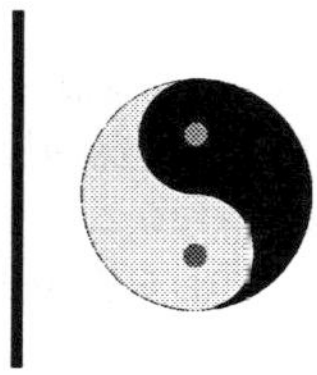

sondern so:

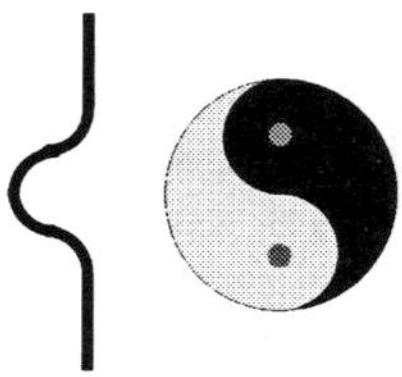

Mit einer magischen Prozedur kann nach und nach die energetische Linie begradigt werden. Der Patient verliert seine Angst, bzw. einen Teil davon. Nutzt er das Verlieren der Angst nicht, um seine Lebensumstände so zu ändern, daß angstauslösende Faktoren mehr gemieden werden als vorher, dann kommt die Angst immer wieder zurück. Über kurz oder lang. Ähnlich ist es mit anderen psychischen Erkrankungen. Der Mensch ist aufgefordert, sein Leben so zu ändern, daß die Situationen, die seine Erkrankung ausgelöst bzw. verschlimmert haben, vermieden werden. Tut er dies nicht, wird er wieder krank.

Zur Veränderung des Lebens braucht ein Mensch evtl. Hilfe, wenn er es nicht alleine schafft. Wenn ein Heiler dies nicht leisten kann, muß er auf die Suche gehen, einen geeigneten Menschen zu finden.

3.6.3 Heilen defekter Kreuze

Jeder Mensch, der in eine Religionsgemeinschaft aufgenommen wird, erlebt ein bestimmtes Ritual bei seiner Aufnahme. Durchgeführt wird dies von einem von der Kirche dazu autorisierten Menschen, einem Priester, Pfarrer o.ä. Wird dieses Ritual so durchgeführt, wie es im Sinne der Religion ist, entsteht im Rumpf des Täuflings ein komplettes energetisches Kreuz, übrigens nicht nur bei Angehörigen christlicher Religionen. Das Kreuz symbolisiert die Verquickung des Menschlichen mit dem GÖTTLICHEN.

Nicht jeder Priester oder Pfarrer ist aber geeignet, die Aufnahme eines Täuflings durchzuführen. Es gibt solche, die nicht an GOTT glauben, solche die nicht an die wesentlichen Angehörigen der Religion in GOTTES Dimension glauben, z.B. an Jesus Christus. Im schlimmsten Fall ist der Priester ein Verfechter der Schwarzen Magie - auch das gibt es leider.

Aber auch, wenn der Priester während der Zeremonie an etwas denkt, was nichts mit dem Aufnahmeritus zu tun hat, ans Abendessen, oder ob genügend Geld mit der Taufe eingenommen wird o.ä., dann funktioniert das Entstehen des energetischen Kreuzes nicht richtig. Das Kreuz bekommt einen typischen Defekt. Diese Veränderung bewirkt jeweils eine besondere Variante in der Seele des Menschen. Hat das Kreuz z.B. die folgende Form,

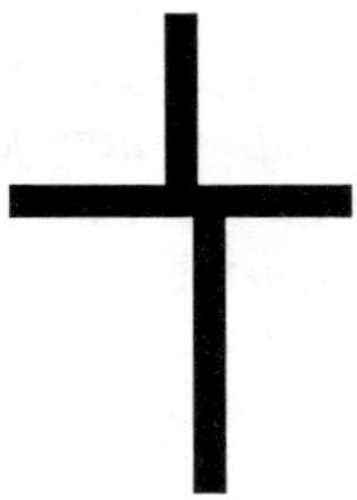

dann wurde die Taufe vorgenommen von einem Priester, der nicht an GOTT glaubt. Der Täufling wird es in seinem Leben sehr schwer haben, an GOTT zu glauben, der Unglaube des Priesters hat sich auf ihn übertragen. Unmöglich wird es für ihn jedoch nicht. GOTT spürt das Bemühen eines Menschen, wenn er nach ihm sucht. Er hat Mitleid und sucht nach einer Möglichkeit, ihm zu helfen. Entweder führt er ihn zu einem Menschen, der das Kreuz reparieren kann oder - wenn niemand in der Nähe ist, repariert er das Kreuz selbst.

Wird ein Mensch aufgrund der Umstände, in denen er aufwächst, nicht in eine Religionsgemeinschaft aufgenommen, tauft Jesus Christus eines Tages diesen Menschen selbst, wenn er an GOTT glaubt und den Weg zu ihm gehen möchte.

Mit Magie kann ein defektes Kreuz geheilt werden. Derjenige, der die Fähigkeit bekommt, Weiße Magie zu betreiben, wird die Prozeduren bekommen, wie welche Defekte zu heilen sind. Von diesem Tag an hat es ein Mensch viel leichter, an GOTT zu glauben und den Weg zu ihm, zum Licht zu beschreiten.

Bevor das nächste Kapitel über Diät und Heilen mit Ernährung beginnt, teile ich, Erzengel Rafayel mit, daß ich ab jetzt das Diktieren des Textes dieses Buches übernommen habe.

Wenn etwas dieser Art geschieht, daß der Autor wechselt, dann hat das immer einen bestimmten Grund. Der Grund, der hier gegeben ist, liegt darin, daß die anderen Beteiligten dringende andere Aufgaben zu erledigen haben. Die Heilige Anna Katharina wurde abgelöst, weil sie den Auftrag erhalten hatte, nach Fertigstellung des 3. Teils dieses Buches, Heilerschulen anderer Nationalitäten nach Brauchbarem zu durchforsten, was dieser Schule hinzugefügt werden kann. Sie hat den 3. Teil vor kurzem beendet. Ich halte ihn für sehr gelungen und diktiere ihn gern. Jesus Christus nimmt sich jedesmal Zeit, um zuzuhören. Er kann etliche Teile des Inhalts gleich mitlernen und sich einprägen. Ja, auch Heilige können noch lernen. Manches erhalten sie als Gnade GOTTES, manches müssen sie sich auf ganz übliche Weise einprägen. Später wird Jesus Christus sein Wissen wieder weitervermitteln. Natürlich könnte man sagen, daß er dann ja gleich den Text hätte diktieren können. Das ist richtig. Hierzu kann ich nur bemerken, daß ich als der Erzengel, der für Heiler und Heilen zuständig bin, bei einigen Gelegenheiten mich mit bestimmten Themen gern selbst befasse, insbesondere dann, wenn ich sie für wichtig halte. In diesem Fall ist das gegeben. Wenn möglichst viele Menschen sich durch die Lektüre dieses Buches auf den Weg machen wollen, Menschen mit GOTTES Kraft nach dieser Schule zu heilen, wäre GOTT und wären wir himmlische Personen glücklich. Es ist kein leichter Weg, gepflastert mit Schwierigkeiten und Zweifeln. Doch wer alle Probleme überwindet, alle Prüfungen besteht, manche vielleicht erst im 2. oder 3. Anlauf, wird so wunderbare Fähigkeiten bekommen, daß er den Schritt niemals bereuen wird. Das, was im letzten Kapitel beschrieben wurde, hat wahrscheinlich große Verwunderung erregt. Dafür befaßt sich das folgende mit einem Bereich, für den viele Menschen großes Verständnis haben. Es betrifft den Bereich Ernährung und Heilen mit speziellen Diäten. Hierzu gehört auch der Umgang mit Heilkräutern, die man ja auch als Teil einer Diät oder der Ernährung des Menschen bezeichnen kann.

3.7 Heilen mit Ernährung

Im 2. Teil des Buches wurde beschrieben, was ein leidlich gesunder Mitteleuropäer im allgemeinen als Nahrung benötigt bzw. verträgt. Ein kranker Mensch verträgt nur einen Teil davon. Zuerst beginnt der Organismus tierisches Eiweiß abzulehnen, als erstes Fleisch und Wurst, danach Fisch. Anschließend reduziert er sogar den Anteil von Milchprodukten auf ein Minimum, in Extremfällen auf null. Das, was in den letzten Jahren Ernährungsspezialisten propagierten, daß man reichlich tierisches Eiweiß essen sollte, ist barer Unsinn.

Es gibt so viele Gegenbeispiele von Völkern, die fast ausschließlich von Getreide und Gemüse und etwas Obst lebten, daß man eigentlich von solchen Völkern hätte lernen können. Also, ist ein Organismus erkrankt, sollte man sich hüten, ihm zuviel tierisches Eiweiß zum Verarbeiten zu geben. Das schwächt ihn und schädigt den Darm.

Nimmt ein kranker Mensch kohlehydratreiche Lebensmittel zu sich, ist es viel günstiger, diese in gekochter als gebackener Form zu sich zu nehmen.

Gemüse, der Jahreszeit und des Klimas entsprechend, wird dann wieder in größeren Mengen roh vertragen, wenn der Organismus kräftig genug ist, sie zu verarbeiten.

Obst in kleineren Mengen pro Tag reicht aus, um den Bedarf an Balaststoffen, Vitaminen und Fruchtsäure und Fruchtzucker zu befriedigen.

Fette und Öle sind äußerst sparsam zu verwenden, ebenso Gewürze.

Bei Getränken ist von der Menge her Vorsicht geboten. Wer hohen Blutdruck hat oder Nierenprobleme bzw. Herzschwäche, sollte wenig trinken, ebenso diejenigen, die einen hohen Liquordruck oder ein Ödem im Kopf haben.

Dies sind generelle Aussagen. Sie gelten im Prinzip für jeden Menschen, gleichgültig, welchen Gesundheitszustand er aufweist, bzw. welche konkrete Erkrankung er hat. Setzt man nun Lebensmittel als "Medikamente" ein, dann sieht die Sache etwas anders aus. Jeder Mensch möchte seine Krankheiten gern so schnell wie möglich loswerden oder eine lebensbedrohende Erkrankung überleben. Hierzu ist es nötig, die Heileigenschaften von verschiedenen Lebensmitteln zu kennen.

Hier werden nun einige Lebensmittel aufgeführt, die bestimmte heilende Eigenschaften haben.

Natürlich ist es hier wie bei allen anderen Dingen, ebenfalls so: was dem einen Menschen guttut, schadet dem anderen oder hilft ihm zumindest nicht. Heiler nach dieser Schule haben die genaue Testmöglichkeit, welche Lebensmittel in welcher Kombination und in welcher Menge die heilende Funktion bei einem Menschen maximal entfalten können. Und jeder Mensch, der Kontakt zu seinen Schutzengeln hat und von ihnen Antwort erhält, kann nach einiger Zeit des Übens diese optimale Heilnahrung selbst zusammenstellen.

Bei lebensbedrohenden Erkrankungen empfiehlt es sich, diese Heilnahrung von einem Heiler sofort zusammenstellen zu lassen, besonders dann, wenn die Erkrankung bereits im fortgeschrittenen Stadium ist bzw. erhebliche Beschwerden bereitet.

Nachstehende Erkrankungen werden von folgenden Nahrungsmitteln gelindert bzw. geheilt:

Krebs:

Mais und alle Maisprodukte

Kefir, Molke

Rote Bete, gedünstet und als Saft

Grießbrei aus Hartweizen

Weißkohl, gedünstet, roh oder als Saft

Lorbeer

Nekrose:

Roggen

Hafer

Durchblutungsstörungen:

Hafer

Äpfel (roh)

Arteriosklerose:

Gemüse und Salat, möglichst alles roh und nichts dazu (außer Heilkräutern)

Blähungen:
Fenchelgemüse und Fenchelsamen als Gewürz
kein Brot!

Migräne:
Knoblauch (roh)

Schwaches Immunsystem:
Hafer
Gemüse
sonst nichts!

Multiple Sklerose:
Gemüse
Hafer
Äpfel

Parkinson:
Hafer
Gemüse, Salate, ohne Gewürze!
Molke

Es gibt sehr viele Erkrankungen, die wir hier nicht alle aufführen können. Besonders häufig auftretende wurden hier genannt. Ein Heiler, der sich mit Ernährung als Spezialgebiet befaßt, erhält ganz genaue Hilfen, wie ein Mensch mit Ernährung zu heilen ist. Zu den Nahrungsmitteln zählen auch die Heilkräuter, die als Tees oder Tinkturen genommen werden.

Kräuter haben heilende Eigenschaften. Diese können nur wirksam werden, wenn die richtige Pflanze für den richtigen Menschen ausgewählt wird. Wählt man die falsche Pflanze, bleibt sie ohne Wirkung, ja sie kann sogar schädliche Nebenwirkungen auslösen, wenn man sie in größeren Mengen verwendet.

Einige Pflanzen sind seit vielen Jahrhunderten als Heilpflanzen bekannt, doch leider sind sie gerade in Westeuropa in Vergessenheit geraten. Ein russischer Heiler hat beim Durchforsten der russischen Literatur und auf der Basis eigener Erfahrungen eine Sammlung der wirksamsten Heilkräuter zusammengestellt. Sie werden hier nur namentlich aufgeführt. In seinem Buch steht genau drin, welche Erkrankungen die Pflanzen heilen und welche Erkrankungen sie lindern. Für jeden Menschen gibt es die optimalen Pflanzen gegen seine Erkrankungen. Er muß sie nur finden. Für viele Menschen sind in der folgenden Aufstellung die optimalen bzw. einige optimale dabei. Die fehlenden kann ein Heiler finden bzw. man selbst, wenn man auf die Suche geht.

Die wirksamsten Pflanzen in Mitteleuropa sind:

Pflanzenname	**Wissenschaftlicher Name**
Andorn	Marrubium vulgare L.
Anis	Anisum vulgare Gaertn.
Arnika	Arnica montana L.
Baldrian	Valeriana officinalis L.
Bärentraube	Arctostaphylos uva-ursi
Beifuß	Artemisia vulgaris L.
Beinwell	Symphytum officinalis L.
Berberitze	Berberis vulgaris L.
Betonie (Ziest)	Betonica officinalis L.
Bibernelle	Pimpinella saxifraga L.
Birke	Betula Verrucosa Ehrh.
Bitterklee	Menyanthes trifoliata L.
Borretsch	Borago officinalis L.
Brennessel	Urtica dioica L.
Dost	Origanum vulgare L.
Eibisch	Althaea officinalis L.
Eiche	Quercus robur L.
Eukalyptus	Eucalyptus globulus L.
Faulbaum	Rhamnus frangula L.
Feigenbaum	Ficus carica L.

Fenchel	Foeniculum vulgare L.
Flieder	Syringa vulgaris L.
Frauenmantel	Alchemilla vulgaris L.
Frühlings-Adonisröschen	Adonis vernalis L.
Gänsefingerkraut	Potentilla anserina L.
Ginseng	Panax Ginseng
Gundelrebe	Glechoma hederacea L.
Hafer	Avena sativa L.
Haselwurz	Asarum europaeum L.
Heckenrose	Rosa canina L.
Heidelbeere	Vaccinium myrtillus L.
Herzgespann	Leonurus Villosus Desf.
Hibiscus	Malva silvestra L.
Himbeere	Rubus idaeus L.
Holunder	Sambucus nigra L.
Hopfen	Humulus lupulus L.
Huflattich	Tussilago frafara L.
Immortelle	Helichrysum arenarium L.
Johanniskraut	Hypericum perforatum L.
Kalmus	Acorus calamus L.
Kamille	Matricaria recutira L.
Kartoffel	Solanum tuberosum L.
Kiefer	Pinus silvestris L.
Klee	Trifolium pratense L.
Klette	Arctium lappa L.
Koriander	Coriandrum satium L.
Kümmel	Carum carvi L.
Lein	Linum usitatissimum L.
Leinkraut	Linaria vulgaris Mill. L.
Liebstöckel	Levisticum officinale Koch L.
Linda	Tilia Platyphyllos Scop
Löwenzahn	Taraxacum officinale Web.
Lungenkraut	Pulmonaria officinalis L.

Maiglöckchen	Convallaria majalis L.
Majoran	Maiorana hortensis Moench L.
Maulbeerbaum (schwarz)	Morus nigra L.
Maulbeerbaum (weiß)	Morus alba L.
Melisse	Melissa officinalis L.
Mistel	Viscum album L.
Möhre	Daucus corrota L.
Nelkenwurz	Geum urbanum L.
Olive (Ölbaum)	Olea europaea L.
Osterluzei	Aristolochia clematitis L.
Pfefferminze	Mentha piperita L.
Pfingstrose	Paeonia anomala L.
Preiselbeere	Vaccinium vitis idaea L.
Rainfarn	Tanacetum vulgare L.
Rettich	Raphanus sativus L.
Rhododendron	Rhododendron ferrugineum L.
Ringelblume	Calendula officinalis L.
Robinie	Robinia pseudocacia L.
Rose	Rosa damascena Mill.
Roßkastanie	Aesculus hippocastanum L.
Rosmarin	Rosmarinus officinalis L.
Safran	Crocus sativus L.
Salbei	Salvia officinalis L.
Sanddorn	Hippophae rhamnoides L.
Sauerampfer	Rumex acetosa L.
Schafgarbe	Achillea millefolium L.
Schöllkraut	Chelidonium maius L.
Schotendotter	Erysimum canescens L.
Schwarze Johannisbeere	Ribes nigrum L.
Schwarzerle	Alnus glutinosa L.
Sellerie	Apium graveolens L.
Senna	Cassia angustifolia Del.
Sojabohne	Glycine nax. L.

Sonnenblume	Hellanthus annuus L.
Sonnentau	Drosera rotundifolia L.
Spargel	Asparagus officinalis L.
Spitzahorn	Acer platanoides L.
Spitzwegerich	Plantago major L.
Stiefmütterchen	Viola tricolor L.
Sumpfporst	Ledum palustre L.
Sumpfruhrkraut	Gnaphalium uliginosum L.
Süßer Mandelbaum	Amygdalus communis L.
Süßholz	Glycyrrhizza glabra L.
Tanne	Picea excelsa Link L.
Tausendgüldenkraut	Centaurium umbellaum gilib.
Thymian	Thymus vulgaris L.
Traube	Vitis vinifera L.
Vogelknöterich	Polygonum Aviculare L.
Wacholder	Juniperus communus L.
Walnuß	Junglans Regia L.
Wegwarte	Cichorium intybus L.
Weide	Salix alba L.
Weißdorn	Crataegus soinguinea Pill.
Weißkohl	Brassica oleracea L.
Zinnkraut	Equisetum arvense L.
Zitrone	Cytrus limon L.
Zitterpappel (Espe)	Populus tremula L.
Zweizahn	Bidens tripartitus L.

Es ist ein Jammer, daß sich die Menschen in dieser Region so weit von der Natur entfernt haben, daß sie ihre Heilung vorwiegend in chemischen Medikamenten suchen. Das kann nicht gutgehen. Manche Menschen sind wirklich durch die Schulmedizin gerettet worden. Das streiten wir auch in der himmlischen Dimension nicht ab. Es ist nur schade, daß Schulmedizin und Naturmedizin nicht Hand in Hand arbeiten. Bei akuten, lebensbedrohenden Zuständen hat die Schulmedizin ihren

Sinn, aber darüberhinaus hat sie keinen Sinn. Besteht der akute Anlaß nicht mehr, dann müßte man den Patienten auf den Weg zu der Natur schicken. Dann kann man hoffen, daß der von der Krankheit oder Verletzung und von den chemischen Medikamenten geschwächte Organismus sich wieder erholen kann.

3.8 Heilen mit Gebeten

Diejenigen, die die Fähigkeit bekommen, mit Gebeten zu heilen, können sich glücklich preisen. Ich erinnere daran: Jedes Gebet kann einen heilenden Effekt haben, wenn man um Heilung bittet, für sich selbst oder für einen anderen. Wie diese Heilung nun erfolgt, entscheidet GOTT. In seltenen Fällen nimmt er eine Krankheit sofort und völlig von einem Menschen weg. Normalerweise erwartet er, daß ein Mensch etwas für seine Heilung tut, wenn er die Heilung gestattet, genauso, wie er das erwartet, wenn ein Mensch gesund werden möchte, aber nicht um seine Genesung betet.

Sieht GOTT vor, daß ein Mensch geheilt werden darf von einem Heiler, dann leitet er seine Schritte sanft in diese Richtung, damit er ihn findet. Will der Kranke ihn nicht finden, kann er natürlich an seiner Tür vorbeigehen. Dann wird dieser arme Mensch seine Erkrankung nicht los, bzw. nur zum Teil, wenn GOTT dann entscheidet, daß er durch andere Maßnahmen Linderung findet.

Übrigens entscheidet GOTT auch immer einmal wieder, daß ein Kranker von einem Arzt geheilt werden darf. Ein guter Arzt, der bei der Behandlung den ganzen Menschen sieht, kann schulmedizinische Behandlungsweisen so behutsam einsetzen, zusammen mit Diät, Ruhe und Naturmitteln, daß er immer wieder Kranken sehr gut helfen kann. Doch Diät- und Ruhehalten erfordert den Einsatz des Patienten. Nur mit dem Abholen und Einnehmen von Medikamenten ist es nicht getan.

Hat ein Heiler nun die Fähigkeit bekommen, mit Gebeten zu heilen, dann geschieht folgendes: Der Heiler erhält ein oder mehrere Gebete, die eine heilende Wirkung haben. Wie erhält er die Gebete? Nun, entweder bekommt er sie von seinem Lehrer oder sie sind Inhalt der Heilerschule, die er besucht. In diesem Kapitel werden Sie eine Reihe von Gebeten finden, die ein Heiler dieser Schule anwenden darf von dem Augenblick an, wo er die Erlaubnis erhält, sie zu benutzen. Bekommt er die Erlaubnis, dann weiß er genau, daß Heilen mit Gebeten zu seinen

Fähigkeiten gehört. Die weiteren Gebete erhält er dann durch Individualunterricht. Wie dies geschieht, wird an späterer Stelle erläutert. Was passiert nun, wenn ein Heiler ein Gebet spricht? Dieses Gebet ist wie ein Schlüssel, der ein Tor öffnet. Wird das Gebet genau, ohne Veränderungen gesprochen, ist dies das Zeichen für himmlische Wesen, Engel oder auch einmal Geister, ihre Arbeit aufzunehmen. Sie erhalten durch das Gebet den Auftrag, eine bestimmte Erkrankung oder Störung zu heilen. Natürlich nicht bis zu ihrem Ende, sondern nur soviel, wie es einerseits der Organismus verkraftet und es andererseits der Heilungskraft des Heilers entspricht. Wovon dies abhängt, wird später, am Ende dieses Kapitels erläutert.

Die himmlischen Wesen kommen also und beginnen damit, die Defekte zu reparieren, die durch die Erkrankung entstanden sind. Oder umgekehrt, sie beginnen die Störung zu beheben, die die Erkrankung verursacht hat. Sie arbeiten solange, bis der Heiler das Gebet nicht mehr spricht. Dann gehen sie in GOTTES Dimension zurück.

Der Heiler steht oder sitzt in dieser Zeit in der Nähe seines Patienten. Er erfährt, wie oft er das Gebet gegen eine bestimmte Erkrankung sprechen muß, damit es für den heutigen Tag seine optimale Wirkung entfalten kann. Danach kann er ein oder mehrere andere Gebete sprechen. Natürlich fragt er vorher, ob und wie oft er es sprechen darf. Ein Heiler, der mit Gebeten heilen darf, kann dies bis ins hohe Alter tun. Das Heilen mit Energie kostet den Organismus viel Kraft. Fast niemals ist es möglich, daß ein Heiler mit der Technik des Heilens mit Energie, das heißt mit Bewegungen, die die Energie direkt übertragen, bis ins hohe Alter, über viele Jahrzehnte, heilen kann. Das Heilen mit Gebeten kostet viel weniger eigene Energie, so daß selbst ein alter, gebrechlicher Heiler seine Tätigkeit noch ausüben kann.

Ich, Jesus Christus, habe gebeten, an dieser Stelle zu Wort kommen zu dürfen. Wenn GOTT sieht, daß ein Mensch willens ist, bis ins hohe Alter etwas für andere zu tun, dann findet er auch eine Möglichkeit, daß dieser Wunsch in Erfüllung geht. Voraussetzung ist natürlich, daß der Mensch auch bereit ist, für die Erhaltung seiner Gesundheit etwas zu tun. Voraussetzung ist ebenfalls, daß nicht im hohen Alter eine Schuld aus dem jetzigen Leben oder eine karmische Krankheit langes Siechtum für den Menschen vorsieht.

Wie sieht das Leben älterer Menschen in den zivilisierten Ländern aus? Vielen Menschen wird bereits im mittleren Alter, in dem sie voll leistungsfähig sind, vorgeschrieben, mit ihrem Beruf aufzuhören. Manche sind darüber froh, weil sie dann die Zeit finden, etwas anderes, Sinnvolles in ihrem Leben zu tun. Den meisten ergeht es jedoch so, daß sie im Alter eine sinnvolle Be-

schäftigung vermissen. Besonders schlimm wird es dann für einen Menschen, wenn er allein übrigbleibt, ohne rechte Beschäftigung, ohne das Gefühl zu haben, für andere Menschen wichtig zu sein oder von ihnen geliebt zu werden. Es ist schon erstaunlich, wie gedankenlos und dumm einige Gesellschaften der Erde mit ihren Alten umgehen. Und umgekehrt ist es erstaunlich, wie wenig flexibel und erfindungsreich Alte sind, wenn es um die Gestaltung ihres Lebens geht. Wie oft sitzen zwei vereinsamte Menschen beinahe Tür an Tür, und keiner kümmert sich um den anderen.

Ein Heiler hat es da besser. Wenn er möchte, kann er bis ins hohe Alter eine sinnvolle und wichtige Arbeit für andere erledigen und damit auch für sich.

Dies gilt nicht nur für das Heilen mit Gebeten. Auch das Heilen mit Magie, mit Diät und Kräutern und allen anderen Naturmaterialien gehört dazu.

Im folgenden finden Sie nun die Gebete, die von allen, die mit Gebeten heilen dürfen, verwendet werden können. Dies gilt natürlich nur für die Absolventen dieser Schule. Andere Schulen haben ihren eigenen Weg. Die Gebete, die jetzt aufgeführt werden, gelten nur für das Heilen von Menschen. Die anderen Gebete, die nach dieser Schule und in dem 2. Teil dieses Buches veröffentlicht wurden, gelten für alle, die sie benutzen wollen.

3.8.1 Gebete zum Schutz vor energetischen Einwirkungen

- Schutz tut not, sonst kommt der Tod, schnell auf leisen Sohlen;
  will dich aus dem Leben holen, für dich ist das viel zu früh. Amen
- GOTT im Himmel lasse kreisen alle deine Energie,
  laß sie reisen zu dem Menschen, der benötigt Schutz von dir. Amen
- Ich verstärke deinen Schutz gegen böse Mächte,
  so bewahre ich dich davor, zu weinen viele Nächte.
  Das Böse prallt von dir jetzt ab, du bleibst rein, weil GOTT dir dies gab. Amen
- Die himmlischen Mächte schützen dich mit aller Kraft,
  so kannst du ruhig leben jetzt, jeden Tag und jede Nacht.
  Amen

Diese Gebete müssen alle gesprochen werden. Jedes einzelne schützt vor spezifischen energetischen Einwirkungen, gegen Störungen von anderen Planeten, aus dem Kosmos, aus der Dimension des Bösen, von anderen Menschen.

Erst wenn ein Mensch alle verschiedenen Varianten des Schutzes erhalten hat, ist er gegen diese Einwirkungen besser geschützt als vorher. Kommt noch ein vom Meditieren gekräftigtes Biofeld dazu, kann er die große Hoffnung haben, vor zukünftigen Einwirkungen weitgehend geschützt zu sein.

Erst wenn ein Schutz gegeben wurde, dann sollte damit begonnen werden, die energetischen Einwirkungen von einem Menschen zu entfernen. Umgekehrt bringt es bei manchen Einwirkungen nicht viel. Sie sind so kodiert, daß sozusagen Nachschub kommt, wenn die Einwirkung entfernt wird. Dieselbe kann nicht mehr kommen, weil sie in der Erde verbrannt wird. Kommt nun bei einer solchen Einwirkung der Ersatz an, kann er in den allermeisten Fällen keinen Schaden mehr anrichten, da der Mensch durch den Schutz, den er inzwischen erhalten hat, ein undurchdringliches Biofeld erhalten hat.

3.8.2 Gebete zum Entfernen energetischer Einwirkungen

- In der Erde kreise jederzeit das Feuer,
  gehe auf die Reise, nun das Ungeheuer.
  Mache deine Lichter aus, geh aus deinem Körper raus. Amen
- Das Böse wird vertrieben von dir auf alle Zeit,
  freu dich deines Lebens, daß es jetzt ist soweit.
  Ich danke Gott von Herzen, daß er dich befreit von Schmerzen. Amen

- Alle Beschützer aus der himmlischen Dimension,
  helft mir zu bannen die Dämon.
  Vertreibt sie aus dem Körper jetzt,
  das gibt für dich ein Freudenfest. Amen
- Du nimm 1, ich nicht 2,
  du nimm 3, ich nicht 4,
  du nimm 5, ich nicht 6,
  du nimm 7 und alles ist weg. Amen
- Alles, was dir angetan,
  von einem bösen Menschen,
  es fliegt davon, es geht jetzt weg,
  kann nicht mehr erfüllen seinen Zweck. Amen

Daß verschiedene Gebete gesprochen werden müssen, hat denselben Grund wie bei den Gebeten zum Schutz. Jedes Gebet wirkt in einer spezifischen Weise. Zum Sprechen der Gebete gehören noch verschiedene Prozeduren wie die richtige Bewegung der Hände, Kerze, Wasser, bestimmte Haltung und Bewegungen des Patienten. Dies erfahren sie alles beim Unterricht in der Italodeuru-Heilerschule.

Diese für die Wirksamkeit der Gebete so notwendigen zusätzlichen Prozeduren erhalten Sie nicht etwa deshalb nicht, um Sie hier neugierig zu machen. Das hat einen ganz anderen Grund. Wenn in GOTTES Dimension ein Gebet kombiniert wird mit bestimmten Bewegungen, dann kommen die himmlischen Personen nur, wenn alles stimmt. Diese Bewegungen erhalten diejenigen, die sich zum Heiler ausbilden lassen, in der Italodeuru-Heilerschule. Wenn wir sie hier bekanntgeben würden, könnte es sein, daß sie ein Leser in guter Absicht anwenden würde. Dann könnte geschehen, daß derjenige die Schutz- und Reinigungsprozeduren nicht genügend anwendet und bei dem Sprechen der Gebete seinen Organismus schwächt. Sehr stark Erkrankten würde er nicht helfen, da er ohne Ausbildung ohnehin noch nicht über starke Kräfte verfügt. Deshalb kämen auch nicht viele Engel zum Arbeiten und es würde daher auch nicht viel negative Energie frei werden, negative Energie als Abfallprodukt des Heilungsprozesses. Viel mehr himmlische Wesen werden zum Heilen geschickt, wenn ein Heiler die Genehmigung erhalten hat, mit Gebeten zu heilen und die zu den Gebeten gehörige Prozedur richtig anwendet.

Im Laufe der Zeit erhält ein Heiler mehr Kraft zum Heilen. Das bedeutet: Sein Biofeld wird stärker, kräftiger und größer. Durch ständiges Training seiner Fähigkeiten und regelmäßiges Meditieren erhöht sich die Kraft der Energie, die er abgeben kann, erst vorwiegend über seine Hände, später auch über die Augen. Die Zahl der ätherischen Körper erhöht sich und es öffnen sich nach und nach immer mehr energetische Empfangskanäle. Welche das sein können und wo sie sich befinden, erfahren Sie zu Beginn des nächsten Kapitels. Wenn die Kraft eines Heilers stärker wird, ist es ihm möglich, nach und nach immer stärkere Erkrankungen zu heilen, bzw. schwächere in kürzerer Zeit als vorher. Voraussetzung ist allerdings, daß ein Mensch alles das tut, was der Heiler ihm an Diät, Kräutern usw. verordnet.

Ein Heiler, der am Beginn seiner Arbeit steht, braucht deswegen jedoch nicht verzweifelt zu sein. Die Kraft, die er bereits am Anfang seiner Tätigkeit hat, ist so stark, daß er bereits sehr vielen Kranken sehr gut helfen kann. Kommt ein Patient zu ihm, den er nicht heilen kann, weil die

Krankheit bereits zu weit fortgeschritten ist, ist es vernünftig, ihn einem anderen Heiler zuzuweisen. GOTT dirigiert die Schritte des Menschen so, daß jeder den für ihn passenden Heiler findet. Erinnern Sie sich noch an das Testverfahren, das man lernen kann? Testet man, daß ein Heiler der optimale Helfer bei einer Erkrankung ist, kann er mit dieser Methode herausfinden, in welcher Stadt er zu finden ist. Wie? Denken Sie daran, daß Sie buchstabenweise einen Namen zusammensuchen können.

Auch wenn ein Heiler am Anfang seiner Tätigkeit insgesamt weniger Kraft hat als ein Heiler mit langjähriger Berufserfahrung, auf seinem Spezialgebiet hat er von Beginn an sehr starke Fähigkeiten. Erinnern Sie sich? Nicht jeder Heiler kann alle Krankheiten heilen. Deshalb sollten Heiler mit verschiedenen Fähigkeiten zuammenarbeiten. Wer seine Seele eindringlich befragt, wird bald herausfinden, mit wem er zusammenarbeiten soll. GOTT kombiniert nach Möglichkeit einen Heiler mit einer Heilerin, damit das Prinzip gewahrt bleibt, daß das männliche und weibliche Element einander ergänzen. Oft ist es auch noch so, daß diese beiden deshalb zusammenarbeiten müssen, weil sie einander etwas aus früheren Leben gutzumachen haben. Oder GOTT hat entschieden, daß beide nach ihrem Tod in seiner Dimension weiter zusammenarbeiten sollen. Dann können sie schon während ihres Erdendaseins für diese Zeit üben.

Ist es aus verschiedenen Gründen nicht möglich, daß ein Heiler mit einem anderen zusammenarbeitet, dann bleibt er eben allein. Das, was hier steht, gilt zwar allgemein, aber insbesondere für die Absolventen der Italodeuru-Heilerschule.

Allgemein gilt diese Aussage deshalb, weil es immer besser ist, mit mindestens einem Kollegen zusammenzuarbeiten, damit man jemanden hat, mit dem man Erfahrungen austauschen kann. Außerdem ist man in seiner Arbeit nicht allein.

Das schwierige dabei ist, daß man ständig einen anderen mit seinen besonderen Fähigkeiten akzeptieren muß. Man muß ebenfalls ohne Neid akzeptieren, daß ein anderer sich vielleicht in die Richtung entwickelt, die man selbst einschlagen möchte und die einem verwehrt bleibt. Eine enge und gute Zusammenarbeit ist also gleichzeitig eine harte Charakterschulung.

Wenn es sinnvoll und notwendig ist, können auch noch mehr Heiler zusammenarbeiten. GOTT entscheidet von Fall zu Fall, wieviele seiner Heiler eine gemeinsame Gestaltung ihrer Arbeit zu organisieren haben.

3.9 Heilen mit Massage

Bei all dem, was bisher gesagt wurde über das Heilen von Menschen mit den Methoden dieser Schule, brauchte man den Kranken nicht zu berühren.

Beim Heilen mit Energie ist es so, daß es ganz wenige Anwendungen gibt, bei denen man den Patienten berührt. Bei welchen Erkrankungen dies ist und wie die Bewegungen durchgeführt werden, lernen Sie während des Unterrichts. Heilt man dagegen mit Massage, dann berührt man den Patienten; entweder mit der Hand, den Fingern oder mit einem Hilfsmittel, einem Holz- oder Metallstift.

Wer das Heilen mit Massage als Spezialgebiet erlernen möchte, der nehme am besten ein gutes Buch über Akupunktur und lerne an Hand der Literatur den Verlauf der Hauptmeridiane. Zusätzlich empfiehlt es sich, etwas über die Organuhr nachzulesen. Wer mit Massage heilt, für den ist es unerläßlich, die Regeln, die durch die Organuhr aufgestellt werden, zu beachten.

Wie bereits im 1. Teil dieses Buches beschrieben wurde, durchläuft die Lebensenergie den Organismus in Schüben. Nicht jedes Organ erhält zu jeder Tageszeit immer das Optimum an Energie. Es ist am wirkungsvollsten, ein Organ dann zu behandeln, wenn es aufgrund der natürlichen Verteilung der Energie im Organismus seine Energiespitze erhält. In der Praxis läßt sich diese Forderung natürlich längst nicht immer verwirklichen, erstens aus organisatorischen Gründen und zweitens deshalb, weil ein Mensch meistens mehrere Erkrankungen hat, die zu verschiedenen Tageszeiten behandelt werden müßten.

Für die übliche energetische Heilungsmethode ohne Berührung ist es nicht unbedingt nötig, die Zeiten einzuhalten. Heilt man mit Massage, ist es wesentlich wirkungsvoller, wenn man die Organuhr berücksichtigt.

Im Prinzip kann man alle Erkrankungen mit Massage heilen, so wie man auch mit Akupunktur generell alle Krankheiten beeinflussen kann. Bei der Akupunktur werden die Energieströme in den Meridianen beeinflußt. Fließt die Energie zu stark, wird sie beruhigt, fließt sie zu schwach, kommt sie zum stärkeren Fließen. Die Energie wird somit harmonisiert. Vom Prinzip her ist die Akupunktur eine hervorragende Heilmethode. Sie ist aber nur ein Teil der chinesischen Medizin. Die gesamten Aspekte der chinesischen Medizin umfassen den ganzen Menschen. In Westeuropa erscheint es den Kranken nur so, als sei Akupunktur die wesentliche Heilmethode. Da der restliche Teil der Medizin fehlt, kann auch das Ergebnis der Akupunktur nicht für alle Menschen befriedigend sein. Sie als Leser wissen inzwischen so viel über Energie und Erkrankungen, daß Sie es sich zusammenreimen können, wo die Schwächen, nur mit Akupunktur zu heilen, liegen.

Wird ausschließlich Energie zum richtigen Fließen gebracht, muß notwendigerweise die Erkrankung nach und nach wieder auftreten, wenn die Ursache für die Erkrankung nicht beseitigt wird. Ein Beispiel hierzu: Leidet ein Mensch an Magenschmerzen, kann die Akupunktur durch die Wiederherstellung der richtig fließenden Energie den Magen heilen bzw. soweit verbessern, daß der Kranke keine Symptome mehr spürt. Die Ursachen für die Magenschmerzen wurden dann beseitigt, und zwar auf Dauer, wenn die gestörte Energie beispw. durch falsche Ernährung zustande kam. Hat nun der Kranke aufgrund der Schmerzen seine Ernährungsweise geändert und behält er sie bei, dann tritt die Magenerkrankung vermutlich nie mehr auf. Es kann aber sein, daß die Erkrankung des Magens durch eine energetische Einwirkung ausgelöst wurde. Bleibt sie, dann wird der Magen nach und nach wieder erkranken. Ebenso gilt dies, wenn die Magenschmerzen dadurch verursacht wurden, daß ein Mensch sein gesamtes Chakrensystem immer wieder durch negative Gedanken schwächt. Kommt dann noch eine falsche Ernährung dazu, dann ist es abzusehen, daß der Erfolg der Akupunktur nicht lange anhalten kann. Wäre mit der Akupunktur auch der restliche Teil der chinesischen Medizin übernommen worden, dann wären die Erfolge viel größer.

Die Akupunktur versagt übrigens dann, wenn in einem Meridian keine Energie mehr fließt, da es zu einer energetischen Embolie gekommen ist. Die Nadeln können dann die Energie nicht mehr zum Fließen bringen und es stellt sich bei der Behandlung kein Erfolg ein.

Die energetische Massage hat die Kraft, auch verstopfte Energiebahnen wieder freizubekommen. Die Massage ist nur als Teil der Behandlung des Menschen zu sehen. Kein Heiler nach dieser Schule wird ausschließlich Massage anwenden, auch wenn darin seine eine Hauptfähigkeit liegt. Dazu kommt immer Diät, kommen Pflanzen, Heilmantrameditation und eventuell weitere Maßnahmen.

Eine Spezialität der energetischen Massage ist die Möglichkeit, die Meridiane relativ rasch wieder richtig funktionieren zu lassen. Die Ergebnisse sind deshalb gerade bei stark schmerzenden Erkrankungen besonders verblüffend und bei Erkrankungen von Nerven. Selbst durch Ausfall von Nerven hervorgerufene Lähmungen können, wenn sie rechtzeitig behandelt werden, ohne Medikamente, nur mit energetischer Massage völlig geheilt werden.

Die energetische Massage bewirkt, daß der Energiefluß in den Meridianen zum Fließen kommt. Diejenigen, die diese Richtung nicht als Hauptrichtung ausüben, müssen trotzdem im Prinzip lernen, wie die Energie im Körper läuft. Sie lernen die Technik der energetischen Massage, wie man mit welchem Druck arbeitet, oder wie man Akupressur mit einem Stift durchführt.

Das phantastische an der energetischen Massage ist, daß man spürt oder sieht, welche Punkte man aktivieren muß. Vergleicht man das mit der üblichen Massage oder Akupunktur, dann arbeitet man bei den herkömmlichen Verfahren beinahe wie blind. Wenn jetzt jemand entrüstet meint, dies sei stark übertrieben, dann soll er beides lernen. Entwickelt z.B. jemand, der sich jahrelang in Akupunktur hat ausbilden lassen, Fähigkeiten nach dieser Schule, wird er dann feststellen, daß diese Aussage nicht übertrieben ist.

Um es noch einmal klar und deutlich zu sagen: Wer energetische Massage nach dieser Schule erlernt, bekommt von den himmlischen Personen gezeigt, welche Punkte in welcher Reihenfolge gedrückt werden müssen, damit die Energie wieder richtig fließt. Da die himmlischen Personen natürlich ganz andere Möglichkeiten haben als Menschen, stockende Energie zu registrieren, ist diese Massage natürlich effektiver als diejenige, die nur mit den von Menschen entwickelten und erlernten Verfahren arbeitet.

Möchte sich ein Heiler in diese Richtung entwickeln, erhält er alle Hilfe, die er benötigt. Bei manchen Heilern entwickelt sich entweder die Fähigkeit zum Erspüren stockender Energie, oder bei manchen entwikkelt sich die Fähigkeit zum Sehen, so daß sie genau verfolgen können, wie die Energie in Fluß kommt und wo sie fließt.

Ob man sich auf Massage mit den Fingern oder einem Stift spezialisiert, das ist auch eine Frage der Kraft. Die Arbeit mit den Fingern ist anstrengender als die andere Methode. Doch meist ist es so, daß ein Mensch, wenn er längere Zeit mit den Fingern gearbeitet hat, Methoden genannt bekommt, wie er sich das Verfahren erleichtern kann, mit weniger Kraftaufwand denselben Effekt erreicht. Wie man etwas mitgeteilt bekommt, das wird im nächsten Kapitel genannt. Es paßt von der Logik nicht so ganz hinein, doch als ich den Auftrag von GOTT erhielt, Ergebnisse der deutschen Heilerschule in die russische zu integrieren, war ich so begeistert, daß ich an der ersten Stelle, wo es mir sinnvoll erschien, die Kapitel über Ausbildung der Heiler mit Hilfe himmlischer Personen anführen wollte. Deswegen folgen jetzt 2 Kapitel über Ausbildung, die auf ungewöhnliche Weise stattfindet.

3.10 Ausbildung der Heiler mit Hilfe himmlischer Personen

Wer das Kapitel über die verschiedenen Energieebenen aufmerksam gelesen hat, wird registriert haben, daß es für Menschen möglich ist, sich in eine andere Energieebene zu begeben. Entweder deshalb, um schnell große Entfernungen zu überwinden oder um in die Dimension GOTTES zu gelangen. Was heißt das? Es hat schon zu allen Zeiten Menschen gegeben, die hören konnten, was in GOTTES Dimension gesprochen wurde. Nicht alles natürlich, sondern nur das, was sie hören durften. Um das zu erleben, muß ein Mensch einen Teil seines Bewußtseins auf eine andere Energieebene bringen. Dann hört er, was GOTT zu ihm sagt oder die himmlischen Personen, oder auch Geister. Wie das geschieht, nun das ist ganz verschieden von Heilerschule zu Heilerschule.

Nach der russischen Heilerschule war es jedem Absolventen möglich, in GOTTES Dimension zu fliegen, wenn er eine Seele hat, die fliegen kann, wenn sie also unter einem solchen Zeichen geboren ist. Wer das 1. Buch "Strahlen des Lichts" Teil 1, gelesen hat, dem wird wohl in Erinnerung sein, daß das Zeichen der einen Seele, das abgebildet war, ein solches Zeichen bedeutet, daß die Seele fliegen kann. Dieses Zeichen sieht so aus:

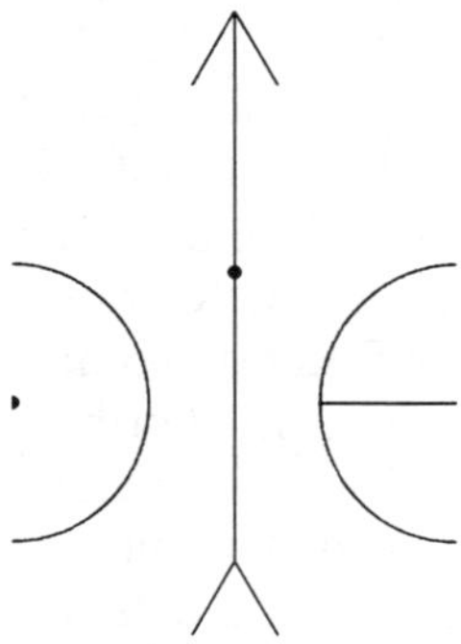

Wenn man es sieht, hat man das Gefühl, der Pfeil startet gleich los. Der Mensch mit dieser Seele ist reiselustig, fühlt sich überall wohl und hat keine tiefen Wurzeln dort, wo er lebt.

Der Inhaber der anderen Seele mit dem folgenden Zeichen:

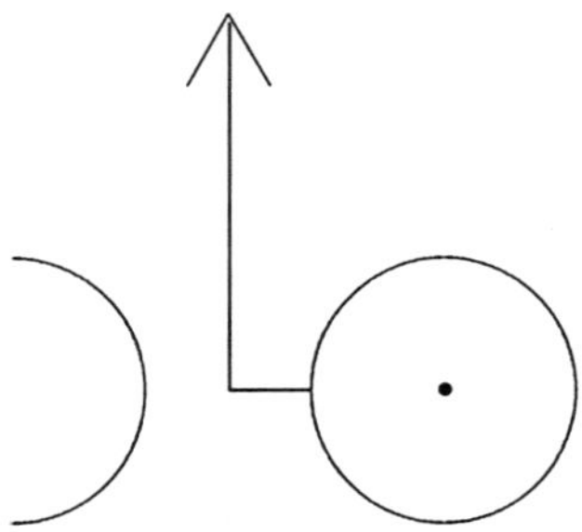

denkt überhaupt nicht daran, gerne reisen zu wollen. Er ist verwurzelt mit der Erde, besonders tiefe Wurzeln hat er in seinem Heimatland. Der Gedanke, in eine andere Dimension fliegen zu müssen, ist diesem Menschen ein Greuel. Also wird er zeit seines Lebens nicht mit seiner Seele in eine andere Dimension fliegen und damit kann er auch nicht, obwohl er Heiler nach der russischen Schule ist, die Technik anwenden, die im folgenden beschrieben wird. Aber diejenige Seele, die zum ersten Zeichen gehört, darf diese Technik anwenden. Sie steht jedem offen, der die Heilerschule absolviert hat und dessen Seele unter einem solchen Zeichen geboren ist, das nicht planetengebunden ist.

3.10.1 Fliegen in GOTTES Dimension und zu anderen Planeten

Dieses Verfahren funktioniert folgendermaßen: In einem Raum werden 4 Spiegel aufgestellt, je 2 an einer Wand und der gegenüberliegenden. Derjenige, der fliegen will, setzt sich etwa 2 m von der einen Wand auf einen Stuhl, Sessel o.ä. und schaut auf die 2 Spiegel der einen Wand. Der Stuhl steht dabei in der Mitte zwischen den beiden Spiegeln. Weiter werden 4 Kerzen benötigt. Die Kerzen werden angezündet und werden so aufgestellt, daß der Sitzende rechts und links von den Spiegeln 2 Originalkerzen stehen sieht. In den beiden Spiegeln sieht er je das Spiegelbild einer anderen Kerze. Die beiden anderen Kerzen werden also hinter ihm aufgestellt, so daß er sie nicht im Original sehen kann. Die Spiegel werden nun so gestellt, daß sich die Kerzen erst in den hinteren Spiegeln spiegeln und dann nach vorn reflektiert werden. Der Sitzende sieht demnach 4 Kerzen: 2 Originale und 2 Spiegelbilder. Die Kerzen und Spiegel können auf den Boden oder auf einen Stuhl gestellt werden. Der Oberkörper desjenigen, der fliegen will, muß sich im Bereich der Kerzen befinden oder oberhalb davon sein. Danach wird ein bestimmtes Gebet gesprochen. Dabei baut sich in dem Raum ein starker energetischer Schutz auf, der so stark ist, daß keine negative Energie während des Fliegens denjenigen behelligen kann, der einen Teil der Seele auf die Reise schickt. Der Schutz hat folgenden Grund: Ist ein Teil der Seele weggeflogen, liegt praktisch ein Teil der Seele offen und ein Stück fehlt. In dieser Zeit kann es geschehen, daß aus der Dimension des Bösen eine energetische Störung in die Seele geschickt wird, die den freien Platz besetzt. Kommt der richtige Teil der Seele vom Fliegen zurück, kann er nicht mehr an seine Stelle kommen. Dieser Teil der Seele irrt dann weiterhin außerhalb des Organismus herum und wartet darauf, wieder an seinen eigentlichen Ort zu kommen. Der Mensch spürt die seelischen Veränderungen recht bald. Er wird unsicher und depressiv.

Wird nun mit den Spiegeln und den Kerzen und dem richtigen Gebet der vollkommene Schutz aufgebaut, besteht diese Gefahr nicht. Aber eine andere Gefahr droht: Geht die Seele auf Reisen zu einem anderen Planeten oder in GOTTES Dimension, kann es sein, daß es ihr so gut dort gefällt, daß sie nicht mehr zurückkommen will und eventuell sogar versucht, den restlichen Teil der Seele nachzuholen. Gelingt ihr dies, findet man den Menschen am nächsten Tag tot im Raum. Gelingt es ihr nicht, verschwindet der Schutz nach dem Abbrennen der Kerzen und der oben beschriebene Effekt tritt ein. Wenn eine reiselustige Seele den Körper verläßt, um woandershin zu gelangen, muß derjenige ein Zeichen während der gesamten Prozedur aufhängen, damit die Seele sicher wieder zurückkommt. Dies ist sozusagen die Schnur, an der sie wieder zurückgeholt wird. Im Falle der Inhaber der beiden Zeichen, die Sie kennen, ist das folgende Symbol das, was aufgehängt werden muß:

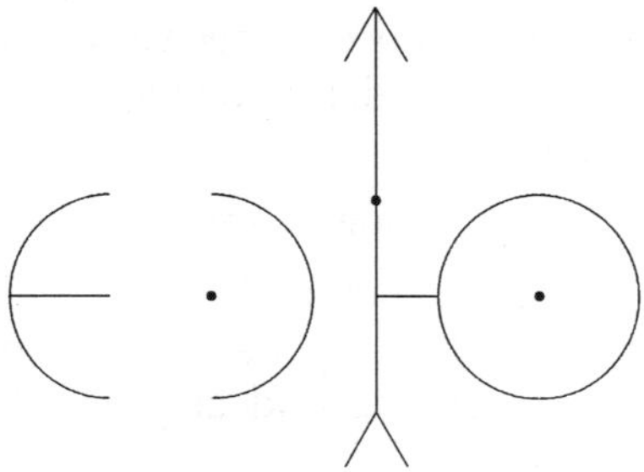

Jetzt kommt die Seele nicht in Versuchung, dort zu bleiben, wo es ihr wahrscheinlich viel besser gefällt als auf der Erde. Sie muß zurückkehren.

Diejenigen, die das Zeichen bekommen, um die Prozedur durchzuführen, die im nächsten Kapitel beschrieben wird, müssen dieses Zeichen auch dann aufhängen, wenn sie eines Tages die Genehmigung bekommen, das hier beschriebene Verfahren anzuwenden.

Man setzt sich also hin, nachdem man Spiegel und Kerzen aufgebaut und die Kerzen angezündet hat. Man muß übrigens weiße Kerzen verwenden, die Farbpartikel würden sonst stören.

Anschließend reinigt man sich mit Hilfe seiner Engel, die man für diesen Zweck hat. Dann spricht man folgendes Gebet:

Ich, ein Mensch, bitte darum, mich von all dem zu befreien, was zu tierischen Instinkten gehört. Ich lege alle Hast und störende Gedanken ab. Ich reinige meinen Verstand von allem Bösen und von allem, was ihn daran hindert, den höchsten Stand seiner Entwicklung zu erreichen.

Ich, meine Seele und mein Verstand sind unlösbar verbunden.

Und ich bitte, zwischen die Spiegel schauend:

Ich bete darum, ins Universum kommen zu dürfen. Meine Augen, meine Seele und meine Vernunft sind verbunden in einer Linie: Ihr Anfang ist bei mir und das Ende bei dir, GOTT, welcher alle Geschöpfe des Alls erschaffen hat.

Ich bin mit dir verbunden, mein GOTT, mit einer so starken Verbindung, daß es keine Energie gibt, die Kraft genug hat, diese zu zerstören.

Meine Verbindung zu dir, mein GOTT, wird ewig bleiben und du wirst mich segnen.

Du reinigst mich von allen bösen Angewohnheiten, du läßt mich das Gute erkennen und gibst mir den Verstand, meine richtige Lebensführung zu erkennen. Amen

Ich bitte dich, mein GOTT, sende zu mir ...

An dieser Stelle bricht das Gebet ab. Wer von GOTT gesandt wird, entscheidet er jedesmal neu. Bevor jemand mit dem Fliegen beginnt, bestimmt GOTT, wer zum Schutz und zur Hilfe kommt. Diese himmlische Person oder auch mehrere davon bieten einen zusätzlichen Schutz. Außerdem beantworten sie Fragen.

Sind die Gebete alle gesprochen, spürt man, daß im Bewußtsein eine

Veränderung vorgeht. Manchmal empfindet man ein Sausen, ein Drehen im Kopf, einen Schwindel, Druck auf den Kopf o.ä. Hört dies wieder auf, ist die Seele, besser gesagt, ein Teil der Seele, dort angekommen, wo sie hinfliegen soll. Das kann, wie bereits gesagt, GOTTES Dimension sein, es kann sich aber auch um einen Planeten handeln. Es gibt Menschen, die sehen, wo sie sind, andere hören, wo sie sich befinden und können sich mit den Geschöpfen auf anderen Planeten unterhalten.

Was nun während des Fliegens geschieht, das hängt von dem Auftrag ab, den der Mensch in seinem Leben zu erfüllen hat, aber auch von seinem Wunsch. Normalerweise ist es so, daß während dieser Zeit der Betroffene ausgebildet wird. Die Ausbildung erfolgt in den Richtungen, die für den Heiler bestimmt sind. Außerdem kann der Mensch Fragen stellen zu allen Dingen, die ihn interessieren, oder andere Menschen interessieren, die ihn gebeten haben, über ihn etwas in Erfahrung zu bringen. Die Störungen, die dabei auftreten können, sind dabei geringer als normalerweise. Außerdem sind etliche Informationen auf die Zeit des Fliegens beschränkt, wie etwa die Ausbildung des Heilers. Damit dieses Verfahren funktionieren kann, muß sich der Heiler mindestens in der 9. Meditationsstufe befinden. Das heißt also, auch wenn ein Absolvent dieser Schule mit Beginn seiner Tätigkeit die Genehmigung zum Fliegen hat, kann er davon erst Gebrauch machen, wenn er die 9. Meditationsstufe erreicht hat. Normalerweise! Doch, wie es immer so ist: Es gibt keine Regel ohne Ausnahme. In seltenen Fällen entscheidet GOTT so, daß ein Heiler schon früher fliegen darf. Dies hat dann immer einen besonderen Grund, den der Betroffene selbst in Erfahrung bringen kann. Der Heiler kann nicht fliegen, wann und wie lange er will, sondern er bekommt die Zeiten genannt. Sie können sich allerdings im Laufe des Lebens ändern. GOTT sieht, wie ein Mensch für ihn arbeitet und sieht auch, wie er zeitlich eingespannt ist. Danach richtet er die Zeiten. Versucht man, außerhalb der festgelegten Zeiten zu fliegen, hört man nichts.

Am Ende wird ebenfalls ein Gebet gesprochen. Welches man spricht, das hängt von der himmlischen Person ab, die zum Schutz und zur Hilfe geschickt worden war. Handelt es sich um einen Erzengel, einen Heiligen, Fürst Tschoborok oder einen anderen Marschall der Geister, dann genügt folgendes Gebet:

Beschwörend bete ich zu dir im Namen GOTTES, ..., und danke dir für deinen Schutz und deine Hilfe. Ich hebe die Beschwörung auf und bitte dich, gehe zurück in deine Wohnung. Danke Amen

Ist jedoch ein Heilgeist, ein Engel oder der Geist eines Verstorbenen erschienen, dann lautet das Abschlußgebet etwas anders. Hierbei wird berücksichtigt, daß die Energiestufe und damit die Energie dieser himmlischen Personen geringer ist als die der oben genannten. Sie benötigen zur Rückkehr in ihre Dimension Energie, die sie vom Heiler bekommen müssen. Vergißt der Heiler dies, holt sich das himmlische Wesen die Energie irgendwo her. Dies kann vom Heiler sein, von einem anderen Bewohner in der Nachbarschaft. Holt sich das himmlische Wesen die Energie von einem Kind, dann kann es sein, daß dieses Kind tagelang schwach und kraftlos ist, da das himmlische Wesen die gesamte Energie benötigt hat, um wieder in seine Dimension zu kommen. Das Gebet lautet:

Beschwörend bete ich zu dir, ..., und bitte dich im Namen GOTTES: Kehre zurück in deine Wohnung und nimm von mir die Energie, die du zu deiner Rückkehr benötigst. Ich danke dir für deinen Schutz und deine Hilfe. Danke Amen

Kommen himmlische Personen aus verschiedenen Stufen zu den Heilern, genügt es, das 1. Gebet zu sprechen, wenn auch nur ein Erzengel oder Heiliger dabei ist. Diese himmlischen Personen haben soviel Energie, daß sie die anderen mitnehmen.

Wenn das Fliegen durch dieses Gebet beendet ist, ist auch die Seele wieder vollständig an Ort und Stelle gekommen. Die Kerzen werden ausgeblasen, der Schutz im Raum verschwindet, die Reise ist zuende.

3.10.2 Individuelle Ausbildung eines Schülers

Hätten Sie jetzt nur das Lehrbuch der russischen Heilerschule vor sich, dann würde dieses Kapitel fehlen. Wie bereits an anderer Stelle gesagt wurde, habe ich ein sehr gutes Element der deutschen Heilerschule in die russische integrieren dürfen. Dieses Element ist das der individuellen Ausbildung eines Schülers. Und zwar eine Ausbildung direkt aus GOTTES Dimension, unabhängig davon, in welcher Meditationsstufe sich der Schüler befindet.

Voraussetzung für die individuelle Ausbildung ist allerdings, daß sich ein Schüler entschlossen hat, den Weg zum Heiler zu gehen. Er kann es sich lange und reiflich überlegen, ob er GOTT dieses Versprechen geben will. Niemand drängt ihn dazu. Auch nicht die Lehrer, die ihn unterrichten. Er kann jederzeit die Ausbildung beenden, wenn er zu dem Entschluß kommt, dieser Weg sei nicht der richtige für ihn. GOTT ist zwar dann traurig, aber er akzeptiert den Entschluß. Bestraft wird ein Mensch nicht, wenn er für sich gute und zwingende Gründe hat, den Weg nicht zu gehen und einen anderen Weg zu GOTT sucht. Viele Wege führen zu GOTT. Dieser Weg ist ein steiniger, aber auch sehr steiler Weg nach oben. Man braucht Mut, Durchhaltevermögen, Konsequenz und völliges Vertrauen in GOTT, um ihn zu gehen. Für manche Menschen ist er erschreckend anspruchsvoll. Sucht er einen bequemeren Weg, der auch zu GOTT führt, ist es auch recht. Verläßt jedoch jemand den Weg, obwohl er GOTT dieses Versprechen gegeben hat, dann muß er damit rechnen, bestraft zu werden. Niemand hat ihn in diesen Weg gezwungen, er hat GOTT freiwillig dieses Versprechen gegeben. Sieht ein Mensch erst später, wie anspruchsvoll der Weg ist und er denkt, er kann diesen Ansprüchen nicht genügen, dann hilft GOTT. Er erteilt einem Menschen nur soviele Aufträge, wie er auch bewältigen kann. Ist ein Mensch willens und bereit, sehr viel zu tun, wird er auch sehr viel Arbeit und Aufträge erhalten. Umgekehrt genauso.

Entschließt sich ein Schüler der Italodeuru-Heilerschule, diesen Weg zu gehen, erhält er nach kurzer Zeit eine eigene Prozedur für seine individuelle Ausbildung.

Ich, die Urur...großmutter der Heilerin, die dieses Buch aufschreibt, bin selbst nach diesem Verfahren ausgebildet worden. Mit einer Ausnahme: Ich stellte weder Spiegel noch Kerzen auf. Demnach fehlte mir auch der starke Schutz gegen negative Einwirkungen, die mich während der Ausbildung treffen konnten. Wenn sich irgendetwas Böses in meine freiliegende Seele geschlichen hatte, dann verwendete ich eines meiner GÖTTLICHEN Zeichen, die ich speziell für den Zweck der Entfernung energetischer Einwirkungen erhalten hatte. Nach einigen Stunden bis einigen Tagen hatte das Böse das Feld in meiner Seele wieder geräumt und ich fühlte mich wieder normal. Ich freue mich sehr, daß die Schüler dieser Schule diese Unannehmlichkeit nicht auf sich nehmen müssen. Durch die Prozedur mit Spiegeln und Kerzen, die im vorigen Kapitel geschildert wurde, ist die Seele während der Ausbildung geschützt.

Die Gebete, die gesprochen werden, erhält jeder Schüler von seinem Lehrer, ebenso ein Zeichen, wenn er eins benutzen soll. Mit dem Zeichen, das hat folgende Bewandtnis: Läßt sich ein Mensch ausbilden, dessen Seele fliegen kann, erfolgt die Ausbildung so ähnlich wie in dem vorigen Kapitel beschrieben. Die Seele kann, muß aber nicht bis in GOTTES Dimension fliegen. Wenn sie aber fliegt, muß sie wieder auf die Erde zurückkommen, wenn das individuelle Zeichen während der Ausbildung im Zimmer aufgehängt wurde.

Kann eine Seele nicht fliegen, wird sie durch die Gebete zwar in eine andere Energieebene transformiert, bleibt aber in dem Raum. Eine himmlische Person kommt und unterrichtet den Schüler und beantwortet Fragen. Damit er gut hören kann, müssen sich seine energetischen Ohren entwickelt haben. Was dies bedeutet, erfahren Sie dann, wenn die verschiedenen energetischen Empfangskanäle, über die ein Mensch verfügt, beschrieben werden. Zurück zur Ausbildung. Dieser Individualunterricht erfolgt neben der offiziellen Ausbildung in der Italodeuru-Heilerschule. Alles das, was ein Schüler während seines individuellen Unterrichts erfährt, darf er ab sofort anwenden, unabhängig vom Grad seiner sonstigen Ausbildung. Ob er es tut, ist ihm überlassen. Er wird natürlich nicht dazu gezwungen. Alles ist seiner freien Entscheidung überlassen. Mit einer Ausnahme. Wer diese Schule absolvieren möchte, muß sich verpflichten, das Material der Schule sich sorgfältig anzueignen. So wie jeder die Möglichkeit hat, jederzeit die Ausbildung zu beenden, haben die Lehrer auch die Möglichkeit, einen Schüler nach Hause zu schicken, wenn sie sehen, daß er sich nicht ernsthaft darum bemüht, sich das Wissen der Schule anzueignen. Zum Spaß und Zeitvertreib sollte niemand diese Schule besuchen. Dazu ist die Angelegenheit zu ernsthaft. Ohne daß damit gesagt wird, daß es beim Unterricht immer ernst zugehen muß.

Diese Art der individuellen Ausbildung, die hier beschrieben wurde, endet niemals. Sein Leben lang kann der Schüler dieses Verfahren verwenden, auch wenn er längst kein Schüler mehr ist.

Eine andere Art von Ausbildung wird hier der Vollständigkeit halber noch erläutert.

In dem Kapitel über das Meditieren wurde gesagt, daß ein Heiler, der die Stufe des GÖTTLICHEN Mantras erreicht hat, Individualunterricht erhält. Dies sieht so aus, daß von GOTT himmlische Personen abgestellt werden, die den Heiler immer dann unterrichten, wenn er es will. Er ist dabei nicht an eine bestimmte Zeit gebunden, und es ist auch nicht nötig, besondere Vorkehrungen zu treffen. Die himmlische Person benutzt zum Unterrichten den Kanal, der aus GOTTES Dimension kommt und verstärkt das Signal im Kopf des Geistes der Ewigkeit, der ja kopfüber über dem Menschen schwebt. Die himmlische Person muß dann nur das kurze Stück zwischen Kopf des Geistes der Ewigkeit und dem Kopf des Menschen vor Einwirkungen und Störungen durch das Böse schützen. Das ist für ihn keine allzugroße Anstrengung.

Bemüht sich ein Heiler, in der Stufe des GÖTTLICHEN Mantras zu bleiben, kann er ein Leben lang seine Ausbildung auf diese Weise fortsetzen. Eine phantastische Sache. Ebenso phantastisch ist der in diesem Kapitel beschriebene Weg, er kann von jedem wahrgenommen werden, unabhängig von der Meditationsstufe und unabhängig davon, ob er eine Seele hat, die fliegen kann.

3.11 Übersicht über Fähigkeiten, die ein Mensch entwickeln kann

Wie bereits angekündigt, folgt in diesem Kapitel eine Übersicht darüber, welche Fähigkeiten ein Mensch entwickeln kann. Diese Fähigkeiten sind daran gebunden, welche "Augen" sich bei einem Menschen öffnen. Mit "Augen" sind die Stellen im menschlichen, energetischen Organismus gemeint, die zuständig sind als Empfangskanäle einer besonderen Frequenz der Energie aus der Energieebene der Generalisierung. Erst wenn sich der zuständige Empfangskanal öffnet, dann kann die entsprechende Energie aufgenommen und registriert werden. Der Vorgang des Öffnens verläuft so, daß die Energie über diesen Punkt beginnt in den Körper zu fließen. Erst wenig und kaum spürbar, oder nur mit Mühe, dann nach und nach immer stärker. Durch Training registriert der Mensch diese Energie immer intensiver. Benutzt ein Mensch diesen energetischen Empfangskanal nicht mehr, fließt die Energie durch ihn immer schwächer und versiegt eventuell nach einiger Zeit völlig. Aus welchem Grund und wann öffnet sich nun ein energetischer Empfangskanal? Nun, das kann unterschiedliche Ursachen haben.

Es gibt Menschen, bei denen ist ein oder sind mehrere energetische Empfangskanäle von Geburt an geöffnet. Die entsprechende Energie strömt in den Organismus, wird verarbeitet und in das Bewußtsein des Menschen gebracht. Ins Bewußtsein gebracht heißt, dieser Empfangskanal wird angeschlossen an einen der vorhandenen 5 Sinne eines Menschen. Das bedeutet, daß jede dieser extrasensorischen Fähigkeiten über einen oder mehrere der üblichen 5 Sinne eines Menschen registriert werden. Anders ist es nicht möglich. Öffnet sich z.B. das dritte Auge, dann sieht man das Ergebnis mit den 2 Augen, die jeder Mensch hat. Das heißt, an einer bestimmten Stelle im Organismus bedient sich eines der zusätzlichen Augen der physiologischen Gegebenheiten, über die der biologische, materiale Körper verfügt. Sieht z.B. ein Mensch die Geister in seiner Umgebung, kann er sie über seine Augen sehen. Nimmt er sie über sein drittes Auge wahr, kann es durchaus sein, daß er sie auch mit geschlossenen Augen erkennen kann, wenn die Anbindung des dritten Auges zu den 2 Augen erst im Gehirn erfolgt. Bei manchen Menschen erfolgt diese Anbindung von Beginn an dort, bei anderen wandert sie erst nach einiger Zeit dorthin, bzw. war zuerst dort und wandert dann sozusagen weiter nach vorne. Solche energetischen Bereiche kann man auch über mehrere zusätzliche Augen gleichzeitig wahrnehmen.

Welche Augen gibt es nun?

Das 3. Auge befindet sich über den beiden üblichen Augen. Öffnet es sich, kann man den energetischen Raum um den Menschen herum wahrnehmen und die energetischen Bereiche innerhalb des Organismus. Außerdem kann man damit die nicht materialen Wesen erkennen, die die Menschen umgeben, vor allen Dingen die Geister. Wie genau man all dies erkennen kann, hängt von der Ausprägung der Öffnung, von der Menge der Energie ab, die durch dieses Auge hindurchgeht.

Ob sich dieses Auge öffnet, hängt von verschiedenen Dingen ab. Und da dies für alle Augen gleich ist, werden diese Ursachen für das Öffnen eines Auges gleich hier an dieser Stelle für alle Augen besprochen. Wenn GOTT möchte, dann öffnet sich das Auge, wenn er es nicht möchte, bleibt es geschlossen. Hat er für einen Menschen dies vorgesehen, läßt er sich umstimmen, wenn ihn ein Mensch dringend darum bittet, sowohl was das Öffnen als auch das Schließen eines Auges betrifft.

Angenommen, GOTT gestattet, daß sich ein Auge öffnet, kann dies so geschehen, daß es von Geburt an funktioniert. Dies ist für einen Menschen in der heutigen westlichen Welt normalerweise als Strafe anzusehen. Ein Kind, das irgendwann einmal merkt, daß es andere Dinge als andere registriert, ist zutiefst verunsichert und verstört. Meistens ist es so, daß es irgendwann einmal aufhört, von diesen Phänomenen zu berichten, da es Angst hat, als nicht normal angesehen zu werden. Da es aber diese Ereignisse weiter registriert, bleibt die Angst ein Leben lang, bzw. so lange, bis dieser Mensch auf andere trifft, die dasselbe sehen. Von diesem Moment an kann sich dieser Mensch beruhigen und weiß ab da, daß er mit dieser Fähigkeit nicht alleine ist.

Möchte ein Mensch, daß sich seine Fähigkeit entwickelt und sein drittes Auge öffnet sich nicht, kann er durch Training nachhelfen. Ist der Beweggrund ein guter, möchte der Mensch diese Fähigkeit dazu benutzen, um Gutes für andere Menschen zu tun, dann wird sich das dritte Auge, oder ein anderes, eines Tages öffnen. Das Trainingsprogramm vermittelt die Italodeuru-Heilerschule.

Das 4. Auge befindet sich am Oberkopf. Es ist für die Fähigkeit zuständig, den Ausschnitt des Himmels über sich zu sehen. Ein Mensch mit geöffnetem 4. Auge kann die himmlischen Personen sehen, wie sie sich um ihn und um die anderen Menschen in seiner Umgebung kümmern. Diese Fähigkeit ist Menschen in ihrem letzten Leben vorbehalten. Die Affinität eines Menschen in seinem letzten Leben für GOTTES Dimension ist besonders groß. Dies drückt sich auch dadurch aus, daß nur im letzten Leben die Sensibilität des 4. Auges groß genug ist, um etwas registrieren zu können. Diese Menschen, die das Glück haben, die himmlischen Personen zu sehen, verlieren normalerweise den letzten Rest von Angst vor dem Tod, falls sie überhaupt Angst davor hatten. Sie sehen, bei wem sie später, nach ihrem Tod sind. Ab und zu dürfen sie sogar GOTT sehen. Welch ein Erlebnis! Es ist nur mit dem Gefühl zu vergleichen, das ein Mensch hat, wenn er ausnahmsweise für kurze Zeit sehen und fühlen darf, welchen Zustand er später in GOTTES Dimension vorfindet, dieses unglaubliche Licht, diese Wärme, Ruhe und Glückseligkeit.

Das 5. Auge befindet sich am Hinterkopf in mittlerer Höhe. Es ist zuständig für die Fähigkeit, Wesen von anderen Planeten zu verstehen, die Geschöpfe, die auf den Planeten leben und die himmlischen Personen um diese Planeten herum. Dabei ist es unerheblich, ob die Wesen anderer Planeten zur Erde kommen oder die Seele des Menschen dorthin fliegt.

Das 6. Auge befindet sich im Nacken. Ist es geöffnet, dann kann ein Mensch Tiere der Erde verstehen, alles, was sie zueinander sagen. Mit ihnen sprechen kann er nur, wenn ein weiterer Kanal geöffnet ist.

Das 7. Auge ist kein Auge, sondern ein bzw. zwei Ohren. Das geöffnete 7. Auge bewirkt, daß man Stimmen aus GOTTES Dimension hören kann. Ein Mensch mit geöffnetem dritten Auge kann bei sich und anderen wahrnehmen, wann diese Fähigkeit beginnt, sich zu entwickeln. Um die normalen Ohren herum beginnen sich energetische Ohren zu bilden. Sie sehen genau so aus wie die Ohrmuscheln der biologischen, materialen Ohren, nur sind sie viel größer. Je größer sie wachsen, desto deutlicher und schneller kann ein Mensch die Stimmen aus GOTTES Dimension registrieren. Achtung! Nicht nur aus GOTTES Dimension. Die dunkle Dimension des Bösen benutzt denselben Kanal. Ein Mensch mit dieser Fähigkeit muß also immer seinen Verstand kritisch beurteilen lassen, ob eine Information von GOTTES Dimension stammen kann oder nicht. Aber darüber wurden Sie bereits im zweiten Teil des Buches informiert. Sind einem Menschen energetische Ohren gewachsen, kann er Stimmen hören, die entweder in seinem Inneren wie eine eigene Stimme klingen oder er kann sie so hören, als sei in seinem Inneren ein Lautsprecher installiert worden.

Das 8. Auge befindet sich direkt unterhalb der Seele. Es ist zuständig dafür, daß ein Mensch, der Tiere verstehen kann, mit ihnen in ihrer Sprache sprechen kann. Einer der bekanntesten Menschen, der diese Fähigkeit besaß, war Franz von Assisi.

Das 9. und 10. Auge befinden sich direkt nebeneinander in Höhe der rechten Brust. Diese beiden Augen sind für das Verstehen der Pflanzen und das Sprechen mit Pflanzen vorgesehen. Das 9. Auge ist bei vielen Menschen, die Pflanzen lieben, leicht geöffnet. Daher spüren sie deutlich, welchen Standort die Pflanzen lieben, wieviel Wasser sie benötigen usw.

In diesem Zusammenhang möchte ich darauf hinweisen, daß man, auch wenn die entsprechenden Augen für Tiere und Pflanzen nicht geöffnet sind, natürlich durch seine 5 Sinne Kontakt zu diesen aufnehmen kann und sie beeinflussen kann. Für Tiere klingt dies beinahe selbstverständlich. Jeder weiß, daß z.B. Haustiere auf den Laut der Stimmen reagieren. Jedes Tier und jede Pflanze hat ein Biofeld und alle haben auch ihre Seele. So wie es zwischen Menschen energetische Verbindungen gibt, gibt es diese auch zwischen Menschen, Tieren und Pflanzen. Allerdings ist hier die Intensität und Form anders. Zu Tieren besteht eine ähnliche Verbindung wie zu Menschen. Von Seele zu Seele gibt es eine pulsierende, schwingende Verbindung in Form eines Kanals, längst nicht so dicht und fest wie zu anderen Menschen. Durch ständigen Kontakt zueinander kann diese Verbindung jedoch von der Struktur dichter werden. Das spüren die Menschen, die bspw. immer ein Haustier um sich herum haben.

Auch Pflanzen reagieren mit ihrer Seele auf die Umwelt. Wenn z.B. manche Menschen mit ihren Pflanzen sprechen und behaupten, dies zeige eine Wirkung, dann ist dies richtig. Die pflanzliche Seele reagiert auf Geräusche und Berührung sehr empfindlich. Man kann sich vorstellen, wie z.B. Bäume unter dem Gedröhne leiden, das sie trifft, wenn sie in einer Einflugschneise eines Flughafens stehen. Pflanzen leiden unter Durst oder Hitze oder fühlen sich bei einem guten Standort wohl. Allerdings empfinden sie diese Gefühle nicht so stark wie Menschen oder Tiere. Und da sie keine Vernunft haben, kennen sie auch kein Gefühl für die Zukunft und haben daher auch keine Angst vor dem Tode. Wenn also ein Getreidefeld abgeerntet wird, brauchen sie nicht zu befürchten, daß unter den Pflanzen eine Panik ausbricht.

Pflanzen sterben friedlich. Im Gegensatz zu Tieren, die dann in Panik sterben, wenn sie den Geruch von getöteten Tieren wahrnehmen oder auf irgendeine Weise spüren, daß ihrem Leben ein gewaltsames Ende gesetzt werden soll. Die Panik überträgt sich auf den gesamten Organismus. Sie können sich vorstellen, daß dies Spuren in dem Fleisch hinterläßt, das von Menschen gegessen wird. Etwas von der Angst, Panik oder auch Aggression des getöteten Tieres überträgt sich auf den Menschen.

Um Tiere friedlich sterben zu lassen und um diesen eben beschriebenen Effekt zu verhindern, ist es nötig, Tiere einzeln zu töten und ihre Seele vorher mit einem Gebet zu beruhigen. Dann ist das Fleisch gut für den menschlichen Verzehr geeignet, falls der Organismus im konkreten Fall Fleisch als verträglich usw. empfindet. Ich habe diesen Exkurs über Pflanzen und Tiere deshalb eingefügt, weil ich sehe, daß die Menschen die Achtung voreinander und die Achtung vor den anderen Lebewesen der Erde zum Teil verloren haben.

Das 11. Auge befindet sich in der Höhe des Solar plexus. Es ist zuständig für die Fähigkeit, sog. unbelebte Materie verstehen zu können, also das, was Holz, Steine oder Metalle, aber auch Stoffe, Bilder o.ä. erzählen können. Diese Fähigkeit hat GOTT zu früheren Zeiten häufig vergeben und zwar zu Zeiten, als etliche Völker noch bereit waren, auf die Natur zu hören. Die Dinge der Natur können nicht nur darüber berichten, was um sie herum geschehen ist, nein, sie können den Menschen auch helfen, indem sie warnen vor ungünstigen Stellen oder Ereignissen, die sich an bestimten Stellen ereignen. In dem Maße, in dem die Menschen begonnen haben, die Erfordernisse und Wünsche der Natur zu mißachten, in dem Maße hat auch GOTT den Menschen die Möglichkeit genommen, sich über die Natur direkt durch Befragen zu informieren.

Das 12. Auge befindet sich in Höhe der Genitalien. Ist dies geöffnet, kann ein Mensch die Wesen von anderen Planeten sehen. Wenn uns Geschöpfe von anderen Planeten besuchen, haben sie einen anderen energetischen Zustand als Menschen auf der Erde. Sie mußten sich in diesen anderen Zustand transformieren, sonst hätten sie die weite Reise zur Erde nicht bewältigen können. Hier wäre es ihnen möglich, sich auf den Energiebereich der Erde zu transformieren, doch dies geschieht nur in Einzelfällen. Ich denke, dann, wenn mehr Menschen bereit sind, die Existenz und Anwesenheit außerirdischer Lebewesen zu akzeptieren, werden diese sich häufiger zeigen und zwar dadurch, daß sie sich in die energetischen Bereiche transformieren, die von den Menschen mit ihren üblichen 5 Sinnen wahrgenommen werden können.

Das 13. Auge befindet sich in Höhe der Brustwirbelsäule. Es ist dafür zuständig, daß Menschen spüren, welche Lebensmittel und andere Dinge, wie Naturmittel usw. für sie optimal sind. Am Anfang wird diese Fähigkeit, wenn sie sich entwickelt, noch kräftig von dem Engel für die Gesundheit unterstützt, der den Menschen hin- und herbewegt. Nach und nach jedoch wird sich das 13. Auge deutlicher öffnen und die Empfindung registrieren. Wenn ein Mensch längere Zeit Lebensmittel testet, dann wird er eines Tages ohne äußerlich sichtbare Bewegung das registrieren, was für ihn optimal usw. ist. Dann hat sein Engel für die Gesundheit die Möglichkeit gefunden, über das 13. Auge die Energie in den Körper zu geben.

Das 14. Auge befindet sich in Höhe der Lendenwirbelsäule. Ist es geöffnet, kann ein Mensch andere Energiebereiche in Farbe wahrnehmen. Dies beginnt damit, daß man die Aura eines Menschen erkennen kann, ihre Farbe und Intensität. Öffnet sich das Auge weiter, sieht man die Aura von Tieren und Pflanzen, von allen Bereichen der Natur. Weiter geht es mit den Geistern, die die Erde bevölkern. Wenn nun jemand meint, dies sei ja schrecklich, dauernd Wesen zu sehen, die es "gar nicht" gibt, gar nicht für andere, dann kann ich dazu sagen: Erstens gewöhnt sich ein Mensch mit dieser Fähigkeit daran und zweitens ist es so, daß man sich auf das Benutzen eines Auges konzentrieren muß. Ein Mensch, der die Aura eines anderen sehen kann, sieht sie nur, wenn er sich darauf konzentriert. Ein anderer, der Menschen diagnostizieren kann, sieht auch nur dann die Erkrankungen, wenn er sie sehen will, oder sie sehen soll.

Normalerweise fühlen sich die Menschen durch die extrasensorischen Fähigkeiten, die sie erhalten, nicht behelligt, wenn sie wissen, was sie bedeuten.

Das 15. Auge befindet sich direkt über der Seele, besser gesagt, auf der Seele. Ist es geöffnet, kann ein Mensch alles erkennen, was die Seele eines anderen betrifft: Form, Größe, Farbe, Abweichung von der Norm usw. In einem späteren Kapitel wird noch einmal dieses Thema "Aussehen der Seele" aufgegriffen, doch soviel sei hier gesagt. Es bekommen nicht viele Menschen diese Fähigkeit, die Seele eines anderen zu erkennen. Diese Fähigkeit bewirkt, daß der Charakter eines Menschen wie ein aufgeschlagenes Buch, in dem man lesen kann, vor diesem Menschen liegt. Mit diesem Wissen muß man behutsam umgehen. Viele Menschen haben von sich und ihrer Entwicklungsstufe eine völlig falsche Vorstellung und es ist eine schmerzhafte Angelegenheit, wird diese von einem anderen Menschen zurechtgerückt. Ein Mensch mit einem geöffneten 15. Auge hat die besondere Verpflichtung, behutsam mit diesem Wissen umzugehen und anderen zu helfen, ihr Verhalten und ihre Einstellung zu ändern.

Das 16. und letzte Auge befindet sich in Höhe des Oberkopfes, in der Mitte zwischen dem dritten und vierten Auge. Dieses 16. Auge hält eine besonders starke Verbindung zu himmlischen Wesen, die Informationen an den Menschen geben. Erinnern sie sich noch an die Lage des Geistes der Ewigkeit? Die Informationen, die aus dem Kosmos kommen, gehen über das 16. Auge in den Menschen hinein, ebenso die Informationen, die Geister oder andere Wesen einem Menschen geben. Diese sind für den Menschen auch dann zu registrieren, zu hören, wenn ihm noch keine energetischen Ohren gewachsen sind. Das 16. Auge kann als Informationskanal bezeichnet werden. Er ist bei allen geöffnet, die die Stufe des GÖTTLICHEN Mantras nach dieser Schule erreicht haben.

So phantastisch die Fähigkeiten sind, die man durch das Öffnen der Augen hier beschrieben findet, so ist dies eher noch als grobe Übersicht zu bezeichnen. Diese Hauptfähigkeiten integrieren immer noch weitere Nebenfähigkeiten. Es wäre zu unübersichtlich, sie alle aufzuzählen, zumal einige zusätzliche Fähigkeiten von dem einen oder anderen Auge mitübernommen werden können.

Wenn GOTT also entscheidet, daß sich ein Auge öffnet, wenn der Mensch dies wünscht und die Fähigkeit trainiert, gibt es dann noch etwas, was diesen Prozeß unterstützt? Ja! Sie können sich schon beinahe denken, was es ist. Mantrameditation! Durch diese Meditation mit ihrem persönlichen Wort werden nicht nur Organismus und Psyche verändert, sondern auch der energetische Bereich in und um den Menschen. Daher verändern sich auch die Fähigkeiten des Menschen, mit einem weiteren Auge zu sehen.

Dieses Kapitel möchte ich abschließen mit dem Hinweis, daß in den letzten Jahren sehr viel mehr Menschen als früher extrasensorische Fähigkeiten erhalten haben, nach dieser Schule und nach anderen. GOTT hält die Zeit für gekommen, um den Menschen den Weg zu zeigen, den sie gehen sollten, um ihre Zukunft, die ihrer Kinder und damit die Zukunft der Natur zu retten. Da nicht alle Menschen extrasensorische Fähigkeiten erhalten oder wünschen, kommt es nur darauf an, daß diejenigen ohne diese besonderen Fähigkeiten den anderen Vertrauen schenken und akzeptieren, daß andere Menschen andere Dinge registrieren können als sie.

Hat ein Mensch eine extrasensorische Fähigkeit erhalten, behält er sie nicht unbedingt ein Leben lang. Zur Strafe kann er sie wieder verlieren, oder dann, wenn er sie aus einem anderen Grund nicht mehr benötigt.

3.12 Heilen mit Musik

Die folgenden Kapitel enthalten nun wieder Fachrichtungen der Italodeuru-Heilerschule. Mit dem Inhalt des Kapitels wird klar, daß auch in dieser uralten Schule Elemente integriert werden, die neu sind. Sie werden aufgenommen, wenn in GOTTES Dimension hinreichend geprüft wurde, daß dieses neue Element dem Organismus oder der Psyche eines Menschen hilft und nicht schadet.

Wenn hier gezeigt wird, daß man mit Musik heilen kann, dann ist bestimmt den meisten Lesern klar, daß man mit Musik bestimmt Menschen beeinflussen kann. Daß die Gefühlslage eines Menschen mit Musik beeinflußt werden kann, ist selbstverständlich jedem bekannt. Neu ist hier, daß man die Fähigkeit entwickeln kann, heilende Tonfolgen und Frequenzen in der Musik zum gezielten Heilen von Krankheiten zu verwenden.

In früheren Zeiten ist dieser Teil des Heilens nicht relevant gewesen, da es viel zuwenig Menschen gelang, sich häufig die Musik anzuhören, die für sie heilend ist. Da es jetzt aber durch die Entwicklung der Technik möglich ist, daß sich kranke Menschen jederzeit die für sie heilende Musik anhören können, wurde in GOTTES Dimension eine neue Heiltechnik entwickelt. Ausgedacht haben sich diese Technik die Heilige Anna Katharina und der Heilige Alexander (Salmanoff). Die Heilige Anna Katharina war dabei als die Spezialistin für Musik und der Heilige Alexander als Arzt. Sie testeten die Musik verschiedener Komponisten, nach dem sie vorher geprüft hatten, welche Musikinstrumente welche Wirkung auf einzelne Bereiche des Organismus haben und welche Klänge heilend auf bestimmte Organe bzw. bei bestimmten Erkrankungen sind. Sie haben dabei höchst interessante Erkenntnisse gewonnen. Verschiedene Instrumente erhalten ja ihre spezifischen Klangfarben besonders durch die Obertöne, die sie produzieren. Und besonders diese Obertöne regen in spezifischer Weise den energetischen Organismus des Menschen an und wirken damit heilend - oder auch störend, je nachdem. Das störende Element ist zum Glück bei der üblichen Musik als sehr gering einzustufen - und wenn es auftritt, ist es entweder in der zu großen Lautstärke begründet oder es wirkt negativ auf die Psyche, weil die Musik aggressiv ist oder die Psyche durch unmelodiöse Klänge erschreckt oder beleidigt. Wo aber gerade bei dem letzten die Grenze des Akzeptablen ist, das ist von Mensch zu Mensch und von Kultur zu Kultur verschieden. Also, entscheidender ist eher die Lautstärke. Die beiden Heiligen haben in verschiedenen Tests geprüft, was geschieht, wenn Musik zu laut dröhnt. Man kann den Effekt mit einer Überdosierung von Naturmitteln, Nahrungsmitteln oder auch Medikamenten vergleichen. Ein bestimmtes Naturmittel, eine Pflanze z.B., kann in der richtigen Dosierung heilend wirken, in einer Überdosierung tödlich. Lebensmittel haben denselben Effekt, wobei es zum Glück nur langfristig zu dem tödlichen Ergebnis kommt, von Ausnahmen, wie Alkohol z.B., abgesehen. Ißt jemand permanent zu viel Fleisch, ermüdet sein Organismus früher als es nötig wäre und er stirbt früher. Trinkt jemand eine Unmenge Alkohol in kurzer Zeit und der Körper wehrt sich nicht mit Erbrechen, dann kann der Mensch an Alkoholvergiftung sterben. Trinkt er diese Menge im Laufe einer langen Zeit, geschieht nichts Tödliches, außer daß Gehirnzellen absterben, die Leberzellen z.T. getötet werden und noch in einigen anderen Organen der Beginn von irreparablen Schäden gebildet wird.

Zurück zur Musik. Der Effekt auf die Psyche ist bekannt. Und da zwischen Psyche und Organismus eine enge Beziehung besteht, kann man den indirekten positiven Effekt auf den Körper ableiten.

Kommen wir nun zum Heilen bestimmter Erkrankungen. Das Heilmantra, das in GOTTES Dimension für einen Menschen ausgewählt wird, ist eine Aneinanderreihung von Lauten. Spricht sie ein Mensch in Gedanken, haben sie durch die Frequenzen, die dabei entstehen, eine bestimmte heilende Wirkung, da die Chakrenenergie zum richtigen, kräftigen Fließen gebracht wird. Durch diesen kräftig fließenden Strom werden Störungen und Verstopfungen in den Meridianen zum Verschwinden gebracht. Diese entsprechenden Frequenzen des Mantras wirken auf die spezifischen Störungen der Energie. Ob nun die richtige Frequenz durch das Sprechen des Mantras im Organismus entsteht oder durch den Klang eines Musikinstrumentes in bestimmten Tonlagen, ist für den Körper im Prinzip gleichgültig. Hört man also bevorzugt Musik mit den passenden Frequenzen, dann tritt derselbe Effekt ein wie beim Sprechen des Mantras, nur nicht so intensiv, da man nur sehr schwer die genau passenden Melodien finden kann. Es sind immer wieder Töne dazwischen, die einen neutralen Eindruck beim Organismus hinterlassen. Besonders schwer ist es, eine Musik zu finden, die gleichzeitig verschiedene Krankheiten heilt. Also ist es günstig, sich auf eine Erkrankung zu konzentrieren oder auf ein Organ.

Hat jemand als Haupterkrankung Krebs, ist es selbstverständlich, daß man Musik auswählt, die diese Erkrankung hilft zu heilen. Krebs ist nicht gleich Krebs, also gibt es für die verschiedenen Sorten auch verschiedene Musik. Dasselbe gilt für Entzündungen und viele weitere Erkrankungen.

Die Heilige Anna Katharina und der Heilige Alexander haben nun die Musik bekannter Komponisten, von denen es genügend auf verschiedenen Tonträgern gibt, auf ihre Wirksamkeit hin geprüft. Wenn jetzt jemand sagt, das könne doch nicht zu einem brauchbaren Ergebnis führen, dem sei gesagt, daß er sich irrt.

Musikfreunde bzw. Musikkenner können ganz genau hören, von welchem Komponisten ein Musikstück stammen muß, da es die typischen Kennzeichen des Komponisten enthält. Typische Kennzeichen sind gegeben durch bestimmte Anwendungen der Regeln, durch bestimmte Tonfolgen oder Akkorde, die immer wieder auftreten bzw. durch bestimmte Rhythmen, die typisch sind.

Gleichzeitig mit der Analyse der Elemente der Musik prüften die beiden Heiligen, welche Wirkung üblicherweise auf die Psyche erfolgte. Als positiv wurde alles bewertet, was keine negativen Gefühle hervorrief (Langeweile zählt hier nicht zu den negativen Reaktionen!). Hier zeigte sich zum Glück auch relativ viel Übereinstimmung, so daß es sehr selten vorkommen dürfte, daß ein für eine bestimmte Erkrankung günstiges Stück völlige Ablehnung bei demjenigen auslöst, der es hört. Und wenn ja, muß er eine andere Musik verwenden. Zum Glück ist nicht nur klassische Musik geeignet, sondern jede Musik, die die am Anfang des Kapitels genannten Kriterien erfüllt.

Hier wird nur eine kurze Übersicht gegeben über Erkrankungen und sie heilende Musik. In jedem Einzelfall kann jeder, der die Fähigkeit zum Testen hat, die richtige Musik für sich finden. Wer für andere Lebensmittel usw. testen kann, kann natürlich für einen anderen Menschen testen. Daß er dann die richtige Antwort bekommt, hat folgenden Hintergrund. Ab dem Zeitpunkt, wo dieser Text diktiert wurde, ist der Inhalt der Ergebnisse der Testreihen allen himmlischen Personen bekanntgegeben worden, die diese Informationen an Menschen weitergeben. Vorher hätte man auf eine diesbezügliche Frage keine Antwort erhalten können. Es gab noch keine. Ausgelöst wurde die Arbeit der beiden Heiligen dadurch, daß einige Menschen dieses Problem diskutierten und bedauerten, daß es darüber keine Erkenntnisse gibt. GOTT erbarmte sich ihrer und gab den entsprechenden Auftrag zur Ausarbeitung an die beiden Heiligen, die die Arbeit sehr gern erledigten. Jede neue Musik wird jetzt überprüft, inwieweit sie in dieses Schema paßt. Dies überprüfen allerdings nicht die beiden Heiligen, sie haben ihre Pflicht getan. Die weitere Komplettierung nehmen "Arbeitsengel" vor, die diesen Auftrag für eine gewisse Zeit erhalten haben. Sie können sich vorstellen, daß diese Engel, als sie noch Menschen waren, Musikliebhaber waren.

Also hier eine kurze Übersicht:

Krankheit bzw. gestörtes Organ	**heilende Musik von**
gutartiger Gehirntumor	Tschaikowski, Borodin
bösartiger Gehirntumor	Camille Saint-Saens
Krebs im übrigen Körper	Beethoven, Bizet, Händel, Mendelssohn-Bartholdy, Beatles, Rolling-Stones
Magengeschwüre	Haydn, Grieg, Verdi
Herz	Albinoni, Paganini, Johann Strauß Vater

Diese Aufstellung ist längst nicht komplett. Und sie enthält auch nicht ins einzeln gehende Werkangaben. Diejenigen, die Lebensmittel und alles andere testen können, finden die passende Musik heraus.

Meditieren mit der passenden Musik ist effektiver als das Meditieren mit irgendeiner Musik. Stellt also ein Mensch, der mit einem Heilmantra meditiert, die seine Haupterkrankung heilende Musik an, verstärkt das natürlich den Heileffekt. Aber auch den restlichen Tag kann ein Mensch diese Musik im Hintergrund laufen lassen oder über einen Kopfhörer hören. Als Grenze der Belastbarkeit empfindet es ein Mensch, wenn er täglich bis 14 Stunden die für ihn passende Musik hört. Wen es nicht beim Einschlafen stört und wenn es den in demselben Zimmer schlafenden Partner nicht am Schlafen hindert, kann man versuchen, diese Musik nachts laufen zu lasen. Sie entfaltet dann natürlich dieselbe Wirkung und diese Zeit wird von den maximal 14 Stunden abgezogen. Genauso wie man testen kann, wie lange es optimal ist zu meditieren, kann man testen, wie lange es optimal pro Tag ist, seine passende Musik zu hören. Hat ein Mensch an dem einen oder anderen

Tag nicht die Zeit gefunden oder war es ihm aus anderen Gründen nicht möglich zu meditieren, dann erhält der Organismus zum Ausgleich wenigstens Energie zum Heilen der Haupterkrankung, wenn auch nicht in derselben Stärke, wie es durch das Meditieren geschieht. Dies ist hier nicht als Aufforderung zu verstehen, das Meditieren nicht mehr so ernst zu nehmen, sondern es ergänzt das Meditieren in hervorragender Weise und unterstützt den Heilungsprozeß.

3.13 Heilen mit Wörtern und Texten

Ebenso wie Musik, das Heilmantra oder andere Laute bestimmte Resonanzen im Körper erzeugen, gilt dies natürlich auch für alle Wörter einer Sprache. Einmal, weil sie natürlich durch die Aneinanderreihung der Buchstaben, die verschiedene Laute repräsentieren, entstehen. Bei einem Wort geschieht aber noch viel mehr. Erstens ist die schriftliche Niederlegung des Wortes nur eine unvollkommene Darstellung des Gesamtklanges. Um das Wort richtig auszusprechen, gehört, daß man die verbindenden Laute mitspricht. Dies geschieht ganz automatisch, wenn man das Wort einmal gehört hat. Zweitens entfaltet ein Wort je nach Inhalt des Wortes einen bestimmten physischen Effekt. Ja, physisch, nicht psychisch. Daß die Wörter je nach Inhalt die Psyche berühren, ist hinlänglich bekannt. Nein, die Physis wird auch durch den Inhalt des Wortes in spezifischer Weise berührt und verändert. Es ist nun wirklich kein Zufall, daß Menschen in ihren Sprachen die Dinge der Umwelt so und nicht anders benennen. Jeder Klang eines Wortes hat einen bestimmten Effekt auf den Organismus, einen weitgehend neutralen, einen positiven oder negativen. Dies ist nun unabhängig von der Klangfarbe und Nuancierung zu sehen, die dadurch zustande kommt, daß ein bestimmter Mensch dieses Wort spricht. Dieser Effekt tritt auch ein, wenn man ein Wort liest, weil sich die Klanggestalt im Inneren reproduziert.

Ähnlich wie bei Musik gibt es nun einen heilenden Effekt auf den Organismus, wenn man Texte liest, die von Inhalt und Klang her einen heilenden Effekt ausüben. Diese Texte sind ebenso auszuwählen wie die passende Musik. Daß man sie finden kann, ist demselben Prinzip zuzuschreiben wie Sie es im vorigen Kapitel kennengelernt haben. Die Heilige Anna Katharina und der Heilige Alexander haben parallel zu den Testreihen, die sie zur Musik durchführten, auch die Literatur durchforstet und eine Reihe von Texten entdeckt, die einen heilenden Einfluß auf bestimmte Organe oder Bereiche des Organismus haben bzw. einen heilenden Effekt bei bestimmten Erkrankungen ausüben.

Ähnlich wie bei der Musik ist es so, daß nicht alles, was man hört, einen heilenden Einfluß hat. Dazwischen sind immer wieder etliche Stellen, die neutral auf den Organismus wirken. Möchte man einen speziellen, heilenden Text für sich haben, muß man ihn sich von einem Heiler mit dieser Fähigkeit zusammenstellen lassen, wenn man sich nicht die Mühe machen will, sich mit Hilfe des Alphabetes mühsam Buchstabe für Buchstabe einzelne Wörter zusammenzusuchen. Bei kompletten Texten, die für den einzelnen geeignet sind, ist es einfacher. Man kann in eine Buchhandlung oder Bibliothek gehen und regalweise abfragen, wo ein für den Oganismus heilender Text steht. Vorher kann man seinen Engel für die Gesundheit fragen, ob man in diesem Gebäude auch einen geeigneten Text findet. Bei "nein" braucht man gar nicht mit der Suche zu beginnen. Bei "ja" lohnt es sich, den Text aufzuspüren. Der Text muß nicht unbedingt lang sein. Manchmal sind es nur wenige Sätze, im Extremfall nur ein Satz. Dieser Text wird mehrmals am Tag laut oder leise gesprochen. Nach einiger Zeit sollte geprüft werden, ob dieser Text noch seinen Sinn optimal erfüllt. Bei "nein", muß man auf die Suche nach einem anderen Text gehen.

So wie es allgemeine Mantras gibt, die für viele Menschen sehr günstig sind, ohne auf einen speziell abgestimmt zu sein, so ist es auch mit ganzen Texten. Einige Texte gelten für so viele Menschen als günstig, daß sie hier angeführt werden. Während Musik in einer internationalen Sprache geschrieben ist, gelten die Texte, die hier vorgestellt werden, nur für den deutschen Sprachraum. Wird dieses Buch in einer anderen Sprache gelesen, und wurden hierfür lediglich die folgenden Texte in diese andere Sprache übersetzt, gelten sie nur bedingt. Der Inhalt wirkt ebenfalls positiv, aber der Aspekt des bestimmten Klanges fehlt. Wenn es soweit ist, daß der Text übersetzt wird, findet sich vielleicht jemand, der in der entsprechenden Sprache einen passenden Text diktiert bekommt.

Ein Text, der auf viele Erkrankungen einen heilenden Einfluß hat, ist der erste Teil des Vater Unser.

"Vater Unser, der du bist im Himmel. Geheiligt werde dein Name, dein Reich komme, dein Wille geschehe, wie im Himmel, so auf Erden. Amen"

Hier endet der heilende Text dieses Gebetes. Einige Vorfahren der heutigen Menschen wußten ganz genau um diese Zusammenhänge und bemühten sich darum, Texte so zu gestalten, daß sie zugleich mit dem tröstenden oder beruhigenden Inhalt einen heilenden Effekt auf den Organismus ausüben konnten. Spätere Generationen verloren leider dieses Wissen wieder. Sonst wäre man schon längst darauf gekommen, daß insbesondere die nächsten Zeilen des "Vater Unser" keine ausschließlich positive Resonanz im menschlichen Organismus erzeugt. Alle Gebete, die in dem Buch "Der Weg zum Licht" angeführt sind, sind Texte, die einen durchweg positiven, heilenden Effekt auf den Organismus haben und zwar für alle Menschen und viele Erkrankungen.

Wer bei der Suche nach Texten nicht weit gehen will, wird auf alle Fälle fündig, wenn er die Bücher von Jesus Christus durchforstet. Gegen jede Erkrankung sind in den bisher erschienen Büchern Textstellen zu finden. Deshalb auch wurde der Heilerin an manchen Stellen, die ihr grammatikalisch oder inhaltlich etwas unklar waren, untersagt, eine Änderung vorzunehmen. Insbesondere etliche Wortwiederholungen, die stilistisch etwas unelegant wirken, erklären sich auf diese Weise. Wie oft pro Tag ein Text gesprochen werden sollte, richtet sich nach dem, was der Kranke noch zusätzlich tut. Meditiert er die optimale Zeit, oder sogar noch etwas länger, hält er seine Diät ein usw, dann muß er den Text weniger häufig sprechen als ein anderer, der wenig tut, um seine Gesundheit zu verbessern.

Eine phantastische Möglichkeit für einen Menschen ergibt sich dann, wenn er einen Text mit passender Musik findet. Gelegentlich passen Opernarien oder Schlager. Dann verbinden sich natürlich beide Effekte.

Zusätzlich kann noch man die Wirkung von Farben und verschiedenen Materialien benutzen. Das Heilen mit diesen Naturmitteln wird in den folgenden Kapiteln erläutert.

Doch zuvor melde ich mich, Jesus Christus, kurz zu Wort. Ich bin, obwohl Erzengel Raphayel das Diktat übernommen hat, jedesmal anwesend, wenn er diktiert. Ich höre zu und lerne. Das, was ich lerne, wende ich sofort an und übermittle es Menschen, die das Wissen erwerben wollen oder sollen. Manchen dränge ich es auch etwas auf, bis sie sich davon überzeugt haben, daß es wirklich hilft. Auch Heilige müssen lernen, das ist Ihnen inzwischen bekannt. Aber in diesem Zusammenhang wollte ich noch etwas anderes berichten. Es hängt mit den Fähigkeiten zusammen, die die Heiler nach der Italodeuru-Heilerschule bekommen. Auch sie müssen immer weiter lernen. Wenn sie eines Tages beschließen sollten, es sei mit dem Lernen genug, bedeutet dies immer Rückschritt. GOTT ist dann so enttäuscht, daß er nach und nach den Heilern einen Teil ihrer Fähigkeiten wieder abnimmt. Nur langsam natürlich, damit sie weiter heilen können. Doch nach und nach spüren sie, daß sie Menschen nicht mehr mit derselben Kraft heilen können. Das bringt die meisten dazu, sich wieder ausbilden zu lassen. GOTT überfordert niemanden. Wenn er sieht, daß ein Heiler sehr viel Zeit dazu verwendet, Menschen zu heilen, die bei ihm Hilfe suchen, dann besteht er in einer solchen angespannten Situation natürlich nicht darauf, daß sich ein Heiler jeden Tag ausbilden läßt. Hat ein Heiler jedoch zwischenzeitlich weniger zu tun, dann sollte er daran denken, seine Ausbildung fortzusetzen durch Individualunterricht, wie es bereits beschrieben wurde.

In GOTTES Dimension ist dies nicht anders. Die Geister von Verstorbenen erhalten Aufträge, die sie erledigen müssen. Bei allen ist es so, daß sie für diesen Auftrag lernen müssen. Im Gegensatz zu irdischen Schülern lernen fast alle gern und gut, nur gelegentlich begehrt jemand auf, wenn ihm die Arbeit über den Kopf zu wachsen droht.

Das, was himmlische Personen lernen, geht genausowenig verloren wie das, was ein Mensch während seines Lebens lernt. Himmlische Personen lernen nur das, was sie zum Segen der Menschheit anwenden können. Es entsteht also durch das Lernen ausschließlich positive Energie. Diese Energie bleibt auch dann erhalten, wenn sich eine Seele mit ihrem zweiten Teil vereinigt. Diese vereinigte Seele hat dann mehr Energie abzugeben an die nächsthöhere Stufe als eine solche Seele, die nach ihrem irdischen Tod relativ wenig gelernt hat. Für das Arbeiten in GOTTES Dimension gilt dasselbe. Arbeit für einen anderen erzeugt positive Energie, die GOTT hilft, sich weiterzuentwikkeln. Auch diese Energie bewirkt, daß sich nach dem Vereinigen beider Seelenanteile diejenigen, die sich eine Stufe höher befinden, mehr Energie erfreuen können, die sie nun wieder dafür einsetzen, um Menschen zu helfen. Dies gilt für mich als Sohn GOTTES genauso. Aus diesem Grund bemühe ich mich sehr, viel dazuzulernen, um anderen zu helfen und Energie zu sammeln für die Stufe der Erzengel. GOTT hat noch nicht darüber entschieden, wann er es gestattet, daß seine Kinder ihre Arbeit für die Menschen aufgeben. Die Menschheit hat es so dringend nötig, daß wir GOTTESkinder, die wir über besonders viel Energie verfügen, für sie arbeiten, daß es bestimmt noch lange Zeit dauern wird, bis er uns von unserer Arbeit befreit, von der Arbeit, die ich übrigens liebend gern tue. GOTT ist froh über jeden, dem die Arbeit für andere und damit für ihn nicht zur Last wird.

An einer anderen Stelle sagte ich bereits, daß ich seit meinem irdischen Tod vor ungefähr 2 000 Jahren alles spüren und registrieren kann, was jeder Mensch denkt und fühlt. Ich kann mich also zu jeder Zeit mit beliebig vielen Menschen unterhalten und gleichzeitig noch lernen und diktieren. Daß dies ein Wesen kann, das ehemals als Mensch auf der Erde gelebt hat, ist für manche wie ein Traum. Und GOTT hat bei mir und selbstverständlich auch bei meinen Geschwistern (den GOTTESkindern natürlich) entschieden, daß wir umso mehr Kraft und Energie bekommen, je mehr wir für die Menschen tun. Sie können sich vorstellen, daß wir alles daransetzen, um Energie zu vergeben, um dadurch immer mehr für die Menschen und GOTT zu erhalten. Sie sehen, in GOTTES Dimension setzt sich auch dieses fort, was von der Erde Ihnen bereits bekannt ist: positive Energie entwickelt GOTT weiter. Ich hoffe sehr, daß es bald viel mehr Mensschen gibt, die bereit sind, positive Energie zu erzeugen, sei es durch Beten, Heilmantrameditation, eine andere Art der Meditation und durch gute Taten. Insbesondere das letztgenannte darf nicht fehlen.

3.14 Heilen mit Farben und weiteren Naturmitteln

Das, was in den Kapiteln über Musik und Texte gesagt wurde, gilt im Prinzip für alles, mit dem sich Menschen umgeben.

Es gibt Farben, Mineralien, Materialien, Bäume, Düfte, Metalle, Formen, Erde, Strukturen u.a. mehr, die für einen Menschen günstig, ja heilend sind und andere, die neutral auf ihn wirken bzw. seinen Organismus bzw. seine Seele stören.

Farben werden bei diesem Kapitel gesondert angeführt, weil sie in besonderer Weise einen Einfluß auf den Organismus haben. Für Materialien, aus denen Kleidung, Matratzen u.ä. hergestellt wird, gilt natürlich dasselbe. Nur ist es hier so, daß sich bei einer absoluten Unverträglichkeit die Haut besonders energisch rührt und durch Jucken, Rötung u.ä. energisch darauf hinweist, daß das verwendete Material nicht passend ist. Dies gilt auch für Farben. Nur sieht man den Zusammenhang nicht so deutlich. Dabei hat die Wahl der passenden Farben für Kleidung und Umgebung einen großen Einfluß auf Gemütslage und den biologischen Organismus. Diejenigen, die die Fachrichtung "Heilen mit Farben" erlernen, werden genau und differenziert einem Menschen angeben können, welche Farben in welcher Kombination den optimalen, heilenden Einfluß auf ihn haben. Durch spezielle Kodierungen, Gebete oder magische Prozeduren verstärken sie die Wirkung der Farben noch, so daß es z.B. möglich ist, allein mit den richtig ausgewählten Farben für Wohnung und Kleidung einen heilenden Effekt auch auf schwerere Erkrankungen ausüben zu können.

Mit der Testmethode, die Sie beherrschen, können Sie alles an Farben, Materialien, Mineralien usw. testen und herausfinden, was für Sie in welcher Weise optimal ist. Das heißt, Sie brauchen keinen Heiler, der

Ihnen diese Naturmittel nennt, Sie können sie selbst finden. Wenn Sie nun meinen, Sie brauchen dann überhaupt keinen Heiler, Sie könnten alles selbst finden, dann haben Sie im Prinzip recht, nur ist es so, daß Sie leider eventuell herausfinden können, daß all die Maßnahmen, die Sie selbst durchführen, nicht ausreichen, um Sie zu heilen. Dann wenden Sie sich an einen Menschen, der Ihnen helfen kann. An anderer Stelle wurde bereits gesagt, Sie können mit der Ihnen bekannten Testmethode herausfinden, wer Ihnen Hilfe bringt. Dies kann ein Arzt, ein Chiropraktiker, ein Psychologe usw. sein, es kann aber auch ein Heiler sein. Je mehr Heiler es gibt, die in verschiedenen Fachrichtungen ausgebildet sind, desto größer ist die Möglichkeit, daß Sie einen Heiler finden, der genau die Methode beherrscht, die Ihnen am effektivsten hilft. Deshalb darf auch kein "neuer" Heiler nach dieser Schule denken, er hätte gegen die älteren, erfahreneren Heiler keine Chance, sie seien ihm in allen Bereichen überlegen. Das ist nicht richtig. Jeder Heiler nach dieser Schule erhält bald nach Beginn seiner Ausbildung Individualunterricht und zwar Unterricht in seinem Fachgebiet. Die Kenntnisse und die Wirkung, die diese Kenntnisse haben, sind differenzierter und stärker als das, was andere Heiler in dieser Richtung haben. Fragt ein Mensch, welcher Heiler der am besten passende für ihn ist, sucht GOTT denjenigen aus, dessen Kenntnisse auf seine Erkrankungen am besten zugeschnitten ist. Vor allen Dingen wird dabei die Haupterkrankung berücksichtigt. Es kann durchaus sein, daß nach dem Heilen der Haupterkrankung für andere Erkrankungen ein anderer Heiler besser qualifiziert ist. Wohnt der zu weit weg, bleibt der Kranke bei dem ersten Heiler, der ihm auch helfen kann, nur dauert es eben länger, bis eine Krankheit verschwindet. Handelt es sich jedoch um karmische Krankheiten oder um solche, die der Heiler gar nicht heilen kann, wird er ihn an einen anderen verweisen müssen. Das Heilen karmischer Krankheiten wird im nächsten Kapitel beschrieben.

Das, was hier über Farben und Materialien für Kleidung usw. steht, gilt für alles, was man der Natur entnehmen kann. Jeder kann testen, welche Steine, Pflanzen, Metalle usw. für ihn optimal sind. Und in jeder Fachrichtung können sich Heiler ausbilden lassen, die diese Naturmittel aufgrund der Kraft, die sie erhalten, noch verstärken können in ihrer heilsamen Wirkung auf den Organismus.

3.15 Entwicklung weiterer Fähigkeiten

3.15.1 Heilen der Seele

An anderer Stelle wurde bereits etwas über Form, Größe und allgemeines Aussehen der Seele gesagt.

Die Seele zeigt den Entwicklungsstand und den Charakter eines Menschen an. Für jede Reinkarnationsstufe gibt es so etwas wie eine Normgröße und übliche Abweichungen. Befinden sich Aussehen und Größe der Seele in dem entsprechenden Bereich, dann kann man sagen, daß die Entwicklung eines Menschen in solcher Weise abläuft, daß GOTT damit zufrieden ist. Weicht die Seele stark von der Norm ab, braucht der Mensch Hilfe. Ja, auch der braucht Hilfe, der in positiver Richtung sehr stark von dem üblichen abweicht. Die Gefahr liegt darin, daß ein solcher Mensch sich übernimmt, zu hohe Ansprüche an sich stellt und deshalb in Gefahr gerät, wegen seiner menschlichen Unzulänglichkeit zu verzweifeln.

Normalerweise befindet sich das Zentrum der Seele in einem ausgewogenen Verhältnis zum Rest der Seele. Das, was Sie in der Abbildung (S. 48) in diesem Buch erkennen können, ist sozusagen die Norm. Wie Sie bereits wissen, ist es ein Zeichen für bestimmtes Fehlverhalten, wenn das Zentrum gemessen am Rest zu klein oder zu groß ist. Sie erinnern sich: Handelt ein Mensch zu wenig, bleibt das Gebiet um das Zentrum zu klein. Tut ein Mensch anderen Gutes an, aber aus wenig guten Beweggründen, dann bleibt das Zentrum klein, der Rest wächst.

Nicht nur die Größe der Seele sagt etwas über den Entwicklungsstand einer Seele aus, auch die Farbe gibt Aufschluß über Probleme und Schwierigkeiten, die ein Mensch zu bewältigen hat. Die Farbe zeigt z.B., wie leicht oder schwer es einem Menschen fällt, etwas für andere zu tun. Für GOTT ist beides wichtig: daß ein Mensch gerne Gutes tut und daß ein Mensch Gutes tut, auch wenn es ihm schwerfällt. Hat ein Mensch Probleme damit, für andere etwas zu tun, weil er deren Dankbarkeit fürchtet, sie ihm peinlich ist, dann hat GOTT jedoch mehr Verständnis dafür, als wenn jemand einem anderen hilft, weil es z.B. die Konvention erfordert, der Gebende allerdings im Inneren wütend ist über das Ansinnen, das an ihn gestellt wird. Ist ein Angehöriger in Not und man hilft ihm gern, ist dies für GOTT eine Freude. Wird Hilfe gegeben, weil es üblich ist, einem Angehörigen zu helfen und hadert man dabei mit seinem Schicksal, daß man mit solchen Angehörigen gestraft ist, dann registriert GOTT zwar mit Wohlgefallen die Hilfe, runzelt jedoch die Stirn, weil ihm der Beweggrund nicht gefällt. Das Zentrum wächst nicht mit. Und die Farbe ändert sich. Eine Seele, die im Geben und Nehmen im Gleichgewicht ist, hat eine klare Farbe. Tritt ein Mißverhältnis auf, dann wird die Farbe der Seele trüb, matt, so als läge Nebel auf ihr. Welche Farbe die Seele hat, das hängt davon ab, wie schwierig es für die Seele ist, bestimmte Probleme im Alltag und in Gedanken zu lösen. Die Farbe gibt Auskunft, mit welchem Mut, wie gelassen man auf die Schwierigkeiten reagiert, die man zur Bewältigung in den Weg gelegt bekommt. Die Farbe beginnt, ähnlich wie die Farbe der Aura, mit einem dunklen Ton und wird im Laufe der Reinkarnationen immer heller. Ist die Seele im höchsten Entwicklungsstand angelangt, dann hat das Zentrum eine blaue Farbe und das Gebiet drumherum ist zarthellblau gefärbt. Trifft ein Heiler auf einen solchen Menschen, dann weiß er, daß er kurz vor Abschluß seines letzten irdischen Lebens steht. Es gibt dann nur noch einen Grund, warum er nach diesem Tod noch einmal wiedergeboren wird, falls das letzte irdische Leben nicht schon sein 8. Leben war. Diesen Grund können Sie in dem nächsten Buch "Stolpersteine auf dem Weg zum Licht" nachlesen, in dem die Biographie der Heilerin, die dieses Buch diktiert bekommt, zu lesen ist. Aber nicht nur. An diesem Leben wird exemplarisch erläutert, welche allgemeinen Prinzipien GOTT verfolgt, wenn er eine Seele auf die Reise schickt. Die allgemeinen Prinzipien werden natürlich ebenfalls erläutert.

Da nun jeder Mensch einen eigenen Charakter entwickelt, ist es natürlich so, daß er auch charakterliche Eigenheiten entwickelt, die es ihm schwermachen, Gutes für sich und andere zu tun. Halten Sie sich in den Grenzen, die GOTT toleriert, dann sind sie nicht optisch als Deformation der Seele zu erkennen. Hat ein Mensch einen sehr problematischen Charakter, der ihn daran hindert, nach GOTTES Gesetzen zu leben, dann ist die Seele deformiert. Jede Charakterschwäche wie Egoismus, Haß, Neid, Aggression, Geiz, Lieblosigkeit, zu große Nachgiebigkeit usw. verändert die Seele in einer spezifischen Weise. Entweder rückt das Zentrum von dem Mittelpunkt weg, oder das Zentrum hat Eindellungen, Ausbuchtungen, Risse o.ä. Auch das Gebiet um die Seele herum ist in der Form verändert.

Hier setzt nun die Arbeit des Heilers ein, der die Seele in Farbe und Form erkennen kann. Er analysiert den Charakter. Der Patient kann ihm nichts vorgaukeln. Sein Charakter ist für den Heiler so gut zu erkennen wie für andere Heiler der Gesundheitszustand. Es ist schon ein etwas unheimlicher Gedanke, daß es Menschen gibt, die diese Fähigkeit des Sehens haben. Ihnen bleibt nichts verborgen.

GOTT wählt für die Fähigkeit des Sehens von Seelen diejenigen Menschen aus, von denen er annimmt, daß sie aufgrund ihres seelischen Entwicklungszustandes und ihres Charakters diese Fähigkeit zum Segen anderer Menschen anwenden. Es sind Menschen, die über besonders viel Takt und Toleranz verfügen müssen.

Hat ein Heiler die Seele analysiert, dann kann er mit den Mitteln, die er anwenden kann, die seelischen Defekte beginnen zu heilen. Natürlich nicht ohne Wissen des Patienten. Der Heiler ist verpflichtet, dem Patienten genau zu sagen, was er erkennt und was er heilen möchte. Ein Teil der Therapie besteht darin, dem Patienten zu vermitteln, welche Schwächen er hat und die Einsicht zu erwecken, daß es für die seelische Entwicklung notwendig ist, diese Schwächen zu mindern.

Die energetische Beeinflussung der Seele ist als Gnade GOTTES anzusehen, da der Patient nicht so viele seelische Hindernisse überwinden muß, um die Schwäche zu verringern. Hat ein Heiler diese Fähigkeit, kann er in besonderem Maße einem Menschen weiterhelfen.

3.15.2 Prophezeiungen

Es hat seit jeher Menschen gegeben, die in die Zukunft schauen durften. Dazu gibt es die verschiedensten Techniken. Diejenige, die nach der Italodeuru-Heilerschule vermittelt wird, funktioniert folgendermaßen:

Ein Mensch, dessen Fähigkeit die der Prophezeiung ist, erhält magische Prozeduren, die er anwendet. Mit einem bestimmten Schlüssel, den er erhält, beauftragt er Khalif Tscheborok, Geister der Zukunft in die zukünftige Zeit zu schicken. Die Geister schauen nach, kommen zurück und geben Antwort auf die gestellte Frage. Nun wäre diese Antwort hundertprozent richtig, wenn es nur einen einzigen Weg in die Zukunft gäbe. Wie Sie aber bereits wissen, ist die Zukunft keine Einbahnstraße, sondern enthält ein Gewirr von alternativen Möglichkeiten. Wieso sind dann die Antworten zu wesentlich höherem Prozentsatz richtig, als man es durch Zufall bekommen könnte?

Nun, dies hat folgende Gründe. Die Geister der Zukunft schauen nach, welche Wege der Mensch in der Vergangenheit genommen hat, um seine Fixpunkte oder andere entscheidende Punkte seines Lebens zu erreichen. Nahm er immer den kürzesten, ist zu erwarten, daß er auch in Zukunft nicht die längsten, umständlichsten Wege wählen würde. Nahm er sehr oft die schwierigsten, dann wird er es sich in seinem Leben in Zukunft nicht unbedingt leicht machen wollen usw. Durch diese Analyse bleiben einige Wege als bevorzugte Straßen übrig. Weiter kommt dazu, daß GOTT für jeden Menschen eine Hauptstraße und sehr viele Nebenstraßen angelegt hat. Die Hauptstraße entspricht dem, was GOTT für den Menschen vorgesehen hat, dieser Straße folgt der Mensch mit besonderer Vorliebe. Er kann sie natürlich jederzeit verlassen, aber das kostet besondere Anstrengung und Überwindung. Und sehr leicht findet er wieder zur Hauptstraße zurück. Die Geister schauen nun, wie oft der Mensch seine Hauptstraße verlassen hat und aus welchem Grund. Den können sie auch erkennen. Aus diesen Variablen, die sie berücksichtigen, schließen sie, welchen Weg der Mensch in die Zukunft nehmen wird.

Wenn ein Mensch diese Auskunft erhält, was dann? Nun, dann ist er entweder begeistert, zufrieden, glücklich oder das Gegenteil. Erfährt ein Mensch Positives, dann wird er natürlich nicht mit all den Mitteln, die er kennt, die Zukunft verändern wollen. Erfährt er jedoch etwas, was ihn bedrückt oder entsetzt, dann wird er vielleicht alles daran setzen, diese Zukunft nicht zu erreichen. Erfährt er z.B., daß er in Kürze an einer schweren Erkrankung leiden wird, dann beginnt er vielleicht, seine Lebensmittel genau zu testen, falls er dies kann, oder er beobachtet seinen Organismus genau, um herauszufinden, was ihm guttut, ändert seine Lebensführung ab, usw. Vielleicht beginnt er auch zu beten und GOTT um Milde zu bitten. Dann kann es gelingen, GOTT umzustimmen und die Krankheit, die sonst ausgebrochen wäre, bleibt weg. In diesem Fall tritt das vorhergesagte Ereignis nicht ein. Das bedeutet nicht, daß der Heiler Unrecht hatte, sondern daß es dem Menschen mit großer Anstrengung gelungen ist, das Unheil von ihm abzuwenden.

Ab und zu erhält der Heiler wirklich eine falsche Auskunft. Warum, das wissen Sie bereits. Mit der Kontrollinstanz kann er die Hälfte der falschen Auskünfte herausfinden, die andere Hälfte kann er nur erahnen, bzw. mit Hilfe seiner Erfahrung und Menschenkenntnis kann er etliche falsche Antworten finden. Nur bei ganz wenigen wird er es nicht spüren. Die Versagensquote bei einem guten Heiler mit prophetischen Gaben ist äußerst gering. Wer sich weissagen läßt, kann mit einer hohen Wahrscheinlichkeit davon ausgehen, daß das Vorhergesagte auch das ist, was eintritt.

Warum gibt GOTT nun einigen Menschen diese Fähigkeit? Man könnte doch argumentieren, GOTT könnte auch ohne Vermittlung von Menschen die Zukunft zeigen. Das Argument ist richtig und GOTT zeigt auch ab und zu Menschen direkt etwas aus ihrer Zukunft. Aber nur selten. Meistens verstehen sie nicht, daß das, was sie sehen, auch wirklich in der Zukunft liegt. Deshalb ist es für den Fragenden eindeutiger, sich einem Menschen zuzuwenden und ihn zu fragen. Außerdem ist es ja GOTTES Prinzip, Menschen für andere Menschen etwas tun zu lassen. So auch hier.

Diejenigen Heiler, die diese Fähigkeit erhalten, sind solche Menschen, die bereits weit in ihrer eigenen Entwicklung fortgeschritten sind und keine Angst vor ihrem eigenen Schicksal haben. Wenn dies so ist, fällt es ihnen auch nicht schwer, anderen Menschenn ihr Schicksal vorherzusagen.

3.15.3 Heilen durch Informationen über Krankheitsursachen

Diese Kapitelüberschrift klingt vielleicht etwas merkwürdig. Ursachen von Erkrankungen kennen Sie ja bereits, und zwar aus dem ersten Teil des Buches. Dieses Geschehen muß nun noch ergänzt werden. Treten Störungen des Organismus auf, die durch energetische Einflüsse ausgelöst wurden, ist dies niemals dem Zufall unterworfen, wo sie auftreffen. Energetische Störungen suchen sich immer den leichtesten Weg aus. Trifft eine Einwirkung aus dem Kosmos auf den Menschen, dann ist es vielleicht Zufall, daß ein Mensch an dieser Stelle steht. Kein Zufall ist jedoch, wo die energetische Einwirkung landet. Jeder Organismus hat Schwachstellen. Sogar ein neugeborenes Kind hat bereits die Disposition zu verschiedenen Störungen oder Erkrankungen. Man bezeichnet dies als Konstitution, anlagebedingte oder genetisch bedingte spezifische Situation des Organismus. Hat ein Elternteil bspw. einen sog. schwachen Magen und das Kind zeigt nach einiger Zeit ebenfalls diese Erscheinung, dann "liegt es in der Familie", oder so ähnnlich wird dies ausgedrückt. Dies kann, so wenig dieser Aspekt damit gemeint ist, tatsächlich daran liegen, daß etliche Familienmitglieder diese Krankheit bekommen sollen, andere in der Familie nicht. Woher kann eine solche familiäre Disposition stammen? Gründe können sein: Strafe für ein Geschlecht, weil irgendein Vorfahre eine große Schuld auf sich geladen hat. Abbüßen einer Schuld aus einem früheren Leben. Es kann aber auch den Grund haben, daß ein Magier oder sonst ein Mensch, der

Verwünschungen aussprechen kann, eine Einwirkung zu einem Menschen schickt mit dem Auftrag, daß diese auf die nächste oder übernächste Generation überspringt. Diese Einwirkung ruft immer wieder dieselbe Erkrankung hervor, so daß aus dieser Tatsache eine familiäre Disposition abgeleitet wird. Übrigens: Es gibt auch Einwirkungen dieser Art, die verschiedene Erkrankungen hervorrufen können. Beendet wird dies, wenn GOTT erlaubt, daß die Einwirkung für immer vernichtet wird.

Erkrankungen können, wie Sie sich denken können, die Ursache haben, daß sich ein Mensch falsch ernährt oder eine ungesunde Lebensführung hat. Manche Menschen ernähren sich falsch und bekommen Darmkrebs, andere Leberschwäche oder Magengeschwüre, wiederum andere erkranken fast nicht. Woran liegt das? Nun, jeder Organismus bringt nicht nur das Vorwissen von anderen Leben in seiner Seele mit, sondern auch in seinem Körper. Energetisch bleibt das Kennzeichen für eine Erkrankung erhalten, auch wenn der Körper stirbt. Hat also jemand in seinem letzten Leben fast keine Erkrankungen, dann ist es ihm gelungen, seine vorhergehenden Leben so zu beenden, daß er ohne starke Erkrankung gestorben ist. Hat ein Mensch viele schwere Erkrankungen, dann kann er sicher sein, daß er in früheren Leben diese Erkrankungen bereits hatte. Nicht alle in einem Leben, aber in allen seinen Leben mindestens einmal. Daher bringt er in sein jetziges Leben diese Disposition für diese Erkrankungen mit. Irgendwann einmal ist aber diese Krankheit zum ersten Mal aufgetreten. Wodurch? Entweder als Strafe seines Geschlechtes. Oder eine Schuld eines Angehörigen mußte von einem Menschen abgebüßt werden und GOTT entschied, daß dies mit einer ganz bestimmten Krankheit zu geschehen hat. Die Krankheit sucht er nach einem Plan aus. Und zwar dem Lebensplan eines Menschen. Der hängt nun wiederum von der Vergangenheit, von den früheren Leben ab. GOTT schaut nach, wie der Mensch in früheren Leben sich etwas hat zuschulden kommen lassen. Hat ein Mensch zu sehr nach seinem Kopf, nach seinem Verstand gelebt, sucht er eine Krankheit aus, die das Denken häufig lahmlegt: Kopfschmerzen. Dann ist der Mensch gezwungen, auf sein Inneres, seine Gefühle zu achten, ob er will oder nicht. Tut er das bereitwillig, läßt GOTT es zu, daß bestimmte Kopfschmerzmittel, Naturmittel o.ä. den Schmerz rasch zum Abklingen bringen. Tut er es nicht, dann helfen keine Mittel und der Mensch leidet, bis er spürt, daß er nicht im wesentlichen aus Verstand und Denken besteht, sondern daß Schmerz und Gefühl genauso real sind. Dies ist nur ein Beispiel dafür, daß jeder Mensch aus seinen

Krankheiten etwas zu lernen hat. Lernt er aus ihr, kann die Krankheit verschwinden. Wird der Mensch wiedergeboren, hat er die energetische Kennzeichnung für diese Erkrankung auch im neuen Leben. Trifft ihn nun eine energetische Einwirkung, dann ist das Biofeld im Kopfbereich besonders schwach und kann an dieser Stelle leichter durchschlagen werden als anderswo. Im neuen Leben können dann also auch Kopfschmerzen auftreten, obwohl ein Mensch bereits in einem früheren Leben begriffen hat, was seine Kopschmerzen zu bedeuten hatten.

Sie sehen, es gibt so viele verschiedene Ursachen für Entstehungen von Krankheiten, daß eine monokausale Ursachenforschung völlig unzureichend ist. Jeder Mensch, der die Fähigkeit des Testens besitzt, kann die Ursachen für seine Erkrankungen im jetzigen Leben mit der bereits bekannten Testmethode in Erfahrung bringen. Dies ist ein etwas mühsames Unterfangen, aber bringt mit Geduld die entsprechenden Antworten und Auskünfte. Ein Heiler mit dieser Fähigkeit kann viel leichter, schneller und auch erschöpfender Zusammenhänge erkennen.

Einige Beispiele werden angeführt:

Ein Mensch hat starke Beschwerden im Bereich der Brustwirbelsäule. In einem früheren Leben hat er einen Menschen mit einem Dolch erstochen, die Eintrittstelle der Waffe lag neben der Brustwirbelsäule. Ein Gesetz GOTTES lautet: Jede Tat richtet sich gegen den Verursacher selbst. Also erhielt der Täter in diesem Augenblick die energetische Kennzeichnung der Verletzungen für seinen eigenen Organismus. In einem späteren Leben war er dafür prädestiniert, Schmerzen in diesem Bereich zu verspüren. Je kränker also ein Mensch in diesem Leben ist, desto wahrscheinlicher ist es, daß er in seinem früheren Leben viele schlechte Taten beging. Zu hundert Prozent sicher ist es nicht, da es ja auch andere Ursachen für Erkrankungen geben kann.

Ein Mensch hat Herzrhythmusstörungen und zwar so stark, daß sie ihn ängstigen. In einem früheren Leben verhielt er sich herzlos, ohne Gefühl und Mitleid für seine Mitmenschen. In diesem Leben spürt er oft Angst, als Ausgleich für das fehlende Gefühl in einem früheren Leben.

Ein Mensch erleidet in diesem Leben viele Schmerzen, so stark, daß er beinahe am Leben verzweifelt. In einem früheren Leben hat er anderen Schmerzen zugefügt oder andere dazu gebracht, Mitmenschen zu quälen.

Kann diese Kette von Krankheiten und Störungen ein Ende nehmen? Ja! GOTT kann entscheiden, daß es damit genug ist, wenn er sieht, daß ein Mensch die Zusammenhänge begreift und sein Verhalten bereut. Lebt der Betroffene in einer Gesellschaft, in der es ihm kaum möglich ist, solche Zusammenhänge zu begreifen, verzeiht GOTT dann, wenn der Mensch genug gelitten hat. Begreift er nicht und leidet er nicht genug darunter, nimmt er die Krankheit ins nächste Leben mit. Wer jetzt über diese Tatsache entsetzt ist, der sei daran erinnert, daß GOTT seinen eigenen Sohn am Kreuz hat leiden lassen, ohne ihm seine Schmerzen zu lindern. Durch Leid wächst ein Mensch zu GOTT hin. Dieses Leid muß jedoch ein Mensch nicht erfahren, wenn er gut ist, viel Mitgefühl mit anderen hat und die Grundhaltung zu anderen Menschen von Liebe geprägt ist. Dann gibt es kein oder nicht viel Leid zu tragen.

Jesus Christus war von tiefer Liebe zu GOTT und den Menschen erfüllt. Und trotzdem mußte er leiden. Das war eine Bürde aus dem früheren Leben des männlichen Teils der Seele Jesus Christus. Hätte er in seinem letzten Leben als Sohn GOTTES mehr Schwierigkeiten zu überwinden gehabt, hätte er also mehr Leid erfahren, wäre ihm die Kreuzigung erspart geblieben.

Die Zusammenhänge zwischen jetzigen und früheren Leben, zwischen Erkrankungen und Verflechtung in seine Vorfahren sind äußerst komplex. Die Hilfe eines Heilers kann Licht in das Dunkel bringen. Wenn ein Mensch die Hintergründe für Erkrankungen erfährt, kann er GOTT bitten, Milde walten zu lassen. Und ebenso, wie GOTT bei schweren Erkrankungen Milde walten lassen kann, ist es ihm auch möglich, dies bei energetischen Kennzeichen für solche Erkrankungen zu tun, die als Schuld aus Verhalten früherer Leben oder aus dem jetzigen Leben vorhanden sind. Tut dies GOTT, achtet er jedoch darauf, daß ein Mensch in Zukunft versucht, streng nach seinen Gesetzen zu leben. Falls er dies nicht tut, kann es geschehen, daß die Krankheit oder die Disposition für diese Krankheit wiederkommt.

3.15.4 Heilen durch Entfernen von Störungen

Diese Kapitelüberschrift ist ein klein wenig irreführend. Statt Heilen müßte es eigentlich heißen: "Voraussetzung zum Heilen schaffen". Wenn den Organismus eine Störung trifft, ist es unausweislich so, daß der Mensch schnell oder erst nach einiger Zeit erkrankt. Die Störung trifft auf den Körper auf und verändert die Energetik. Zu Anfang spürt ein Mensch vielleicht noch nicht viel davon. Nach einiger Zeit macht sich ein leichter Schmerz, ein Druck oder ein Gefühl des Unbehagens bemerkbar. Bis es an der entsprechenden Stelle zu einer Krankheit kommt, die auch schulmedizinisch überprüfbar ist, vergehen oftmals mehrere Jahre. Die Geschwindigkeit, mit der sich Störungen zu Krankheiten entwickeln, hängt von der Stärke der Einwirkung ab, von ihrem Auftrag, von dem Zustand des Menschen zu der Zeit, als er die Einwirkung erhalten hat und natürlich auch von der Stelle, wo sie sich befindet.

Einige Stellen um den Körper herum sind besonders empfindlich. Trifft dort eine Störung auf, ist es üblich, daß ein Mensch ziemlich rasch eine Veränderung bemerkt. Besonders sensibel reagiert die Seele, der Kopf und das Herz. Da kann man sagen, daß es für einen Menschen fast sofort spürbar ist, daß sich etwas verändert. Die Seele reagiert mit Unruhe, Angst, Nervosität oder Aggression, der Kopf mit Konzentrationsschwäche, Denkunlust, Vergeßlichkeit, Dumpfheit, das Herz mit Rhythmusstörungen, Herzrasen oder Schmerzen bei Belastung. Eine organische Veränderung tritt erst später auf. Da die Seele nicht organisch manifestiert ist, bleibt sie von einer solchen Veränderung zwar verschont, nichtsdestotrotz reagiert sie heftig.

Wie schnell nun eine Veränderung von Organen auftritt, das hängt von dem allgemeinen Zustand des Menschen ab, wieviel Energie er sich durch richtige Ernährung, richtige Lebensführung verschafft, hängt von der Umgebung, seinen Gedanken ab und von der Disposition, die er mitbringt. Sie erinnern sich, im vorigen Kapitel wurden die Ursachen für bestimmte Dispositionen beschrieben.

Hat ein Mensch eine Schwäche im Gelenk des kleinen Fingers, weil er in einem früheren Leben einem anderen Menschen diesen Finger gebrochen hatte, dann wird er in diesem Leben z.B. dann Probleme mit diesem Gelenk bekommen, wenn er es belastet durch Geigen- , Klavierspielen oder Basketballspielen. Bereitete ihm die Behebung des Defektes in diesem Leben genügend Schmerzen oder Ungemach, bzw. hat er sein gesamtes Leben damit Probleme, dann kann GOTT entscheiden, daß die Disposition für eine Erkrankung dieser Art im nächsten Leben gelöscht wird. Eine andere Möglichkeit besteht darin, GOTT um Verzeihung zu bitten für die Tat, die Ursprung für diese Erkrankung ist.

Nun werde ich einen kleinen Umweg einlegen, der ein wenig von dem eigentlichen Kapitel dieses Buches wegführt, aber so interessant ist, daß ich nicht länger damit warten möchte.

An anderer Stelle wurde bereits gesagt, daß man sich durch Kontakte zu GOTTES Dimension, durch Meditieren, durch Wunsch weiterentwickelt. Dies gilt natürlich auch für Heiler. Weiterentwicklung von Heilern bedeutet auch, daß sie sich für ihre Patienten weiterentwickeln. Die Integration der italienischen und deutschen Heilerschule als Hinzufügung zu den Elementen der russischen ist ein Zeichen dafür, daß die beiden Heiler, die nach dieser Schule nun Schüler ausbilden, sich weiterentwickelt haben. Hätten sie kein Interesse an Ausbildung von Schülern gezeigt, hätte sich für sie diese Richtung nicht eröffnet. Ebenso haben sie Interesse gezeigt, Kurse für Interessierte anzubieten, in denen Selbstheilungsmethoden bekanntgegeben werden und eintrainiert werden. Damit die Teilnehmer des Kurses nun auch ihr Leben lang von einem solchen Kurs profitieren können, wurde den beiden Heilern rechtzeitig die Fähigkeit gegeben, allen Menschen, die in ihre Nähe kommen, das Testen von Nahrungsmitteln, Getränken, Naturmitteln, Diagnostizieren des eigenen Organismus, Lebensführung, usw. durch die Übertragung der Energie, die diesen Auftrag ausführt, zu ermöglichen. Diese Energie enthält auch folgende Anweisung: Jeder Mensch kann auf Ursachenforschung gehen, woher seine Erkrankungen rühren. Kennt er die Ursache, kann er versuchen, sie abzustellen, wenn dies möglich ist. Hat er dazu keine Gelegenheit, kann er GOTT bitten, sein Schicksal zu ändern. Hierzu möchte ich einige Beispiele geben. Findet ein Mensch heraus, daß seine Zwölffingerdarmgeschwüre vom aktiven oder passiven Rauchen stammen, wird er dadurch, daß er Rauch soweit wie möglich meidet, eine Neubildung von Geschwüren verhindern. Stellt er fest, daß die Geschwüre auch durch falsche Ernährung entstanden sind, kann er durch optimale Nahrungsmittel, die er testet, den Zwölffingerdarm vor einer weiteren Erkrankung schützen. Nun geht die Ursachenforschung weiter. Warum raucht der Mensch, falls er zu den aktiven Rauchern gehört? Antworten können sein: Mangelndes Selbstbewußtsein, Trotzhaltung, Gruppenzwang, gestörtes Verhältnis zum eigenen Körper (Gewichthalten durch Rauchen). Je nachdem, wie die Antworten ausfallen, kann man weiter auf die Suche gehen, um die Ursachen für bestimmte Eigenschaften und Haltungen herauszufinden. Die Antworten können schmerzhaft sein. Kann sie ein Mensch nicht allein bewältigen, sollte er Hilfe suchen. Wie er denjenigen findet, der ihm weiterhilft, kann er mit der üblichen Testmethode herausfinden.

Es ist schon sehr spannend und aufschlußreich, auf diese Ursachenforschung zu gehen. Sie kann eine riesige Hilfe sein, sein Leben, sein Schicksal zu erkennen, zu akzeptieren und zu bewältigen.

Kommen wir wieder zurück zu dem Heilen durch Entfernen der Störungen. Wenn man auf Ursachenforschung geht, kann man auch darauf stoßen, daß man eine energetische Einwirkung hat, die eine Hexe, ein Zauberer oder ein Schwarzer Magier gesetzt hat, oder aus der Dimension des Bösen kommt.

Solange diese Störung bleibt, kann der Organismus an dieser Stelle nicht heilen. Mit der üblichen Testmethode kann man herausfinden, ob die Störung entfernt werden darf und wer dies tun kann. Nach dieser Italodeuru-Heilerschule ist es möglich, daß ein Heiler z.B. weiter seinen bisherigen Hauptberuf ausübt und sozusagen nebenbei energetische Einwirkungen entfernt. Natürlich können dies auch andere Heiler. Befindet sich ein solcher in der Nähe des hilfesuchenden Menschen, erfährt dies derjenige, der sich die Einwirkungen entfernen lassen möchte. Auch hier wird deutlich, daß GOTT immer für einen Menschen die Möglichkeit bietet, Hilfe zu bekommen, wenn er sie nur auf die richtige Weise sucht.

3.15.5 Kodieren

Die Kapitel über Heilen mit verschiedenen Fähigkeiten sind zwar hier abgeschlossen, aber nicht vollständig. Sie können aus folgendem Grund nicht abschließend angegeben werden: Es gibt eine so große Anzahl von Variationen, daß man hier nicht alle aufzählen kann. Entwikkelt sich ein Heiler nach der Italodeuru-Heilerschule, dann erhält er Einzelunterricht, wie in Kapitel 3.10 beschrieben. Seine eigenen Fähigkeiten entwickeln sich und zwar so, daß nur er diese hat. Dabei kann es sich darum handeln, daß er die Fähigkeiten bekommt, in einem Kristall die Zukunft eines Menschen, dessen zukünftigen Erkrankungen zu sehen, oder er lernt, wie er mit eigenen Gesängen Menschen heilen kann etc.

Das, was im Einzelunterricht vermittelt werden kann, wird hier nicht angeführt, sondern nur das, was als gemeinsamer Grundstock und gemeinsames Wissen nach der Italodeuru-Heilerschule vermittelt wird. Das, was auf alle Fälle dazugehört, ist das Kodieren von Nahrungsmitteln, Tee, anderen Getränken, Kräutern, Metall, Steinen, Holz, anderen Naturmaterialien, Schmuck usw.

Was bedeutet Kodieren?

Nun, jeder Mensch hat in sich Energiebahnen und ein Biofeld um sich herum. Alles das, was in der Natur wächst und in der Natur vorhanden ist, hat diesen energetischen Bereich ebenfalls. Diese Energie läßt sich beeinflussen wie die Energie im menschlichen Körper auch. Diese Energie ist intelligent, hat ein Gedächtnis und führt Aufträge aus.

Nach der Italodeuru-Heilerschule wird die Energie mit bestimmten Gebeten kodiert. Unterstützt wird dies mit der Bewegung der stärkeren Hand im Uhrzeigersinn mit einer Kreisform. Dabei wird dem Gegenstand oder Lebensmittel oder was es auch ist, ein Auftrag gegeben. Dieser Auftrag wird dann von der kodierten Energie ausgeführt.

Das Gebet, das dabei gesprochen wird, richtet sich immer an Erzengel Raphayel, den Erzengel, der für das Heilen zuständig ist. Es beginnt immer mit:

"Beschwörend bete ich zu dir, Erzengel Raphayel und bitte dich im Namen GOTTES, hilf mir beim Kodieren . . ."

Jeder Text, der dann kommt und einen guten Wunsch enthält, wird von ihm aufgegriffen und verwirklicht.

Manchen Menschen mangelt es etwas an Phantasie. Deshalb habe ich Texte für das Kodieren entworfen und teile sie Ihnen mit. Verwenden Sie sie, dann gehen Sie auf alle Fälle sicher, nichts Wichtiges vergessen zu haben.

Sie nehmen den Gegenstand, wenn möglich, in die Hand. Sie halten ihn in der schwächeren Hand. Dies ist bei Frauen meist die rechte, bei Männern meist die linke. Mit der anderen Hand wird eine kreisförmige Bewegung über den zu kodierenden Gegenstand im Uhrzeigersinn vollführt. In dieser Richtung verstärkt sich die Energie, umgekehrt schwächt sie sich ab. Passen Sie also auf, daß Sie hier keinen Fehler machen. Kodieren Sie z.B. eine Kräutermischung mit der falschen Bewegung, dann schwächen Sie die Wirkung des Tees aus diesen Kräutern ab, obwohl Sie das richtige Gebet dazu sprechen. Nach einiger Zeit kann es sein, daß sie soviel Kraft in den Augen haben, daß die Handbewegung dadurch ersetzt werden kann, daß Sie konzentriert auf den Gegenstand schauen, der kodiert wird. Bis dies soweit ist, können Jahre vergehen und setzt voraus, daß Sie viel mit Energie arbeiten.

Also Sie kodieren, indem Sie die Brille, den Schmuck, den Stein o.ä. in die Hand nehmen und sprechen dann folgende Texte:

Bei einem beliebigen Lebensmittel

Beschwörend bete ich zu dir, Erzengel Raphayel und bitte dich im Namen GOTTES, hilf mir beim Kodieren dieses Gerichts (oder dieses Apfels, ...).

Lebensmittel, sammle alle deine Energie. Wenn du in meinen Organismus kommst, werde nützlich für meinen gesamten Organismus. Wasser in . . ., wenn du mit dem Wasser meines Organismus eine innige Verbindung eingehst, ströme in jede Zelle und heile meinen Organismus von allen Krankheiten. Danke Amen

Bei einem Heilkräutertee

Beschwörend bete ich zu dir, Erzengel Raphayel und bitte dich im Namen GOTTES, hilf mir beim Kodieren dieser Kräuter.

Kräuter, sammelt alle eure Energie. Wenn ihr in meinen Organismus kommt, heilt mich von allen meinen Krankheiten, insbesondere von meinen Hauptkrankheiten. Wasser von den Kräutern, wenn es in meinen Organismus kommt, gehe in jede meiner Zellen und mache mich gesund. Danke Amen

Bei Brillen (Gläser und Gestelle)

Beschwörend bete ich zu dir, Erzengel Raphayel und bitte dich im Namen GOTTES, hilf mir beim Kodieren dieser Brille.

Brillenglas und Gestell, sammelt alle eure Energie. Die energetischen Bahnen öffnen sich so, daß du Brille, meiner Sehkraft nützt und den Augen nicht schadest. Danke Amen

Bei Mineralien und Schmuck

Beschwörend bete ich zu dir, Erzengel Raphayel und bitte dich im Namen GOTTES, hilf mir beim Kodieren dieses Steines oder dieses Schmuckes, ...

Sammle alle deine Energie. Ihr energetischen Bahnen öffnet euch und heilt meinen Organismus, insbesondere von seinen Hauptkrankheiten. Danke Amen

Kodieren Sie etwas für einen anderen Menschen, dann setzen Sie den Namen des Betreffenden ein. Wenn jemand die Energie sehen oder fühlen kann, die einen Gegenstand umgibt, dann wird er registrieren, daß das Biofeld während des Kodierens dichter und viel größer wird.

In einiger Zeit, wenn entsprechende naturwissenschaftliche Experimente zur Struktur des Biofeldes zu Ergebnissen geführt haben, so daß man diese sichtbar machen kann, dann wird man feststellen, daß sich die Strukturen angeglichen haben, die Struktur des Biofeldes des kodierten Gegenstandes gleicht sich dem des Menschen an, für den die Kodierung gedacht ist. Völlig identisch kann sie nicht werden, aber weitgehend, wenn der Gegenstand schon vorher eine Struktur hatte, die der dem Biofeld des Menschen ähnelte. Weicht die Struktur sehr von der des Menschen ab, dann wird die vorhandene Unverträglichkeit, die Ergebnis der Strukturverschiedenheit ist, gemildert. Da jeder Mensch die Energie seiner Umgebung beeinflussen kann, kann auch jeder Mensch diese Kodierung durchführen. Sie wird nicht so stark sein wie die Kodierung, die von einem Heiler vorgenommen wird, aber durch diese Prozedur wird die Verträglichkeit bzw. Wirkung eines Naturmittels gesteigert.

Kommt ein Heiler in die Stufe des GÖTTLICHEN Mantras, dann hat er so starke Augen, daß er allein durch konzentriertes Anschauen ein Naturmittel kodiert. Ebenso verändert er durch eindringliches Betrachten eines Menschen dessen Biofeld und Energiemeridiane, natürlich nicht so viel, daß ein Mensch sofort gesund wird, aber doch etwas.

Als Anhang zu diesem Kapitel möchte ich noch erwähnen, daß man mit diesem Gebet auch das Mantra für einen Menschen finden kann, wenn man die Fähigkeit dazu erhält.

Beschwörend bete ich zu dir, Erzengel Raphayel, und bitte dich im Namen GOTTES. Gib mir das passende Mantra für . . ., das ihn (sie) von allen seinen (ihren) Krankheiten heilt, insbesondere von . . ., das die Seele beruhigt und heiter werden läßt und das sich automatisch ändert, wenn es nötig ist. Danke Amen

Vergibt man so das erste Mantra, dann spürt ein Mensch deutlich, wenn sein Mantra nicht mehr paßt. In diesem Zusammenhang möchte ich erwähnen, daß jeder, der dieses Testverfahren zum Bestimmen günstiger oder optimaler Nahrungsmittel, heilender Kräuter usw. anwendet, auch die Fähigkeit erhält, sein Mantra selbst zu finden. Man testet einfach Buchstabe für Buchstabe durch und erhält es auf diese Weise. Dieses erste Mantra ist etwas stärker als das allgemeine Mantra, das man aus dem zweiten Teil dieses Buches entnehmen kann. Stärker ist es deshalb, weil es kein allgemeines Wort ist, sondern schon ein individuelles Heilmantra darstellt.

Da aber normalerweise das Biofeld eines Menschen mit mehreren Erkrankungen - und das ist das übliche in dieser Zeit - deformiert ist, kann und darf das erste Mantra nur relativ schwach wirken. Soll es stärker wirken, muß es durch eine längere Meditationszeit gestärkt werden. Will jemand diesen Prozeß abkürzen, muß er 6 bis 8 Sitzungen bei einem Heiler dieser Schule absolvieren, dann kann er gleich ein viel stärkeres Mantra erhalten, da während dieser Sitzungen das Biofeld viel stärker verändert wird als durch das Meditieren mit einem selbstgefundenen Mantra.

3.16 Heilen mit Meditation

Genauer müßte man zu diesem Kapitel sagen: Selbstheilung mit Meditation. In Erweiterung des Anhangs zu Kapitel 3.15.5 möchte ich hier erläutern, welche Erkrankungen man mit Meditation heilen kann.

Im Prinzip sind alle Erkrankungen im Organismus mit Meditation zu beeinflussen. Die stärkste Wirkung hat das Meditieren bei weichem Gewebe. Es läßt sich leichter regenerieren als festes Gewebe. Das bedeutet, daß man z.B. Krebs in der Lunge leichter heilen kann als Knochenkrebs oder Magengeschwüre leichter als Gelenkrheuma. Und trotzdem hat auch hier das Meditieren seinen Wert. Oftmals gehen rheumatische Beschwerden mit Entzündungen einher. Diese Entzündungen sind energetisch gut zu beeinflussen. Jeder, der Gelenkprobleme hat, wird sie bei einer energetischen Behandlung irgendwann einmal spüren, stärker spüren als außerhalb der Sitzungszeit. Auch während des Meditierens rühren sich erkrankte Gelenke. Dies ist zwar unangenehm, aber befriedigend, da man auf diese Weise spürt, daß die Entzündungen in den Gelenken nach und nach abklingen. Unterstützung findet dieser Prozeß in Diät, Tee aus Heilkräutern, Bädern oder Kompressen etc. Sind die Gelenke bereits stark deformiert, darf man allerdings nicht erwarten, daß sie sich wieder regenerieren. Hier ist bestenfalls eine Linderung der schmerzhaften Symptome und Verbesserung der Beweglichkeit möglich.

Auch Zähne lassen sich mit Energie nicht mehr regenerieren. Hat ein Zahn ein Loch, muß es der Zahnarzt reparieren.

Die hier beschriebene Heilmethode ist phantastisch, hat jedoch auch ihre Grenzen. Befindet sich ein Mensch z.B. im Endstadium einer Krebskrankheit, dann kann auch sie oft nicht mehr helfen, es sei denn, der Mensch bittet GOTT um Milde und die Genehmigung, weiterleben zu dürfen. Er wird dann nicht sofort gesund, sondern muß mit seinem ganzen Einsatz daran arbeiten.

Besteht eine karmische Krankheit oder ist eine Krankheit das Karma des Menschen, dann ist es ebenfalls möglich, GOTT um Milde zu bitten, um sein Schicksal zu ändern. GOTT hat oft ein Einsehen, da er barmherzig ist. Die Menschen haben nur leider aufgehört, ihn gezielt um eine Änderung des Schicksals zu bitten. Denn dazu gehört, daß sie wissen, warum sie welche Krankheit haben bzw. warum sie ein bestimmtes Schicksal zu tragen haben. Mit der hier beschriebenen Testmethode können sie es herausfinden. Es kann dann sein, daß sie erfahren, daß sie eine Krankheit bzw. ein bestimmtes Schicksal tragen müssen, da die Schuld noch nicht lange genug gebüßt wurde. Dann muß man sich vorläufig damit zufriedengeben. Vielleicht sieht es dann in einigen Jahren anders aus.

Jeder Mensch, der die Ursachen für Erkrankungen erfährt, muß nachdenklich werden. Wer die Antworten ernst nimmt, wird alles tun, um sein weiteres Leben so zu gestalten, damit nicht er oder seine Nachkommen in einem der nächsten Leben für seine Taten büßen müssen.

Das Meditieren hilft dabei, ein besserer Mensch zu werden. Die Neigung, aggressiv zu werden, nimmt ab und der Wunsch zu, andere Menschen freundlich oder liebevoll zu behandeln.

3.17 Beeinflussung der Körpergeister

Nicht jeder, der dieses Buch liest, entschließt sich nach der Lektüre dieses Buches, Heiler zu werden. Das ist auch nicht zu erwarten. Jeder, der diese Schule absolvieren möchte, benötigt dazu den starken Willen, nach GOTTES Gesetzen leben zu wollen und Menschen gegen Erkrankungen zu heilen. Viele, die mit Interesse dieses Buch lesen, haben den Wunsch, Menschen auf andere Weise zu helfen, als Lehrer, Busfahrer, Maurer, Pfarrer, Künstler usw. Jeder kann aber auf diese Weise, daß er das Buch liest, die komplexen und schwierigen Zusammenhänge zwischen Gesundheit, Krankheit, Schicksal und GOTT besser verstehen und alles daran setzen, sich selbst zu helfen oder sich von den richtigen Personen helfen zu lassen.

Die Anleitungen zur Selbsthilfe, die Sie erfahren haben, sind sehr umfangreich, wenn Sie sie nutzen wollen.

Eine weitere Hilfe zur Selbsthilfe erfahren Sie in diesem Kapitel. Es geht um Ihre Körpergeister.

Jeder hat, wie bereits bekannt, einen Geist des Körpers, einen Geist der Natur und einen Geist der Seele, manche Menschen auch noch einen Geist der Ewigkeit.

Diese Geister benötigen alle Ihre Hilfe, um ausreichend arbeiten zu können. Der Geist des Körpers und der Geist der Natur können sich hervorragend regenerieren, wenn sie mit möglichst wenig negativen Einwirkungen konfrontiert sind. In der heutigen Zeit ist es fast unmöglich, Stellen auf der Erde zu finden, die nicht verseucht sind. Am besten ist noch für die Körpergeister, wenn Sie sich im Wald aufhalten, gleichgültig zu welcher Jahreszeit. Gibt es keinen Wald, suchen Sie Wiesen, notfalls auch Felder auf, um sich zu regenerieren. Günstig ist auch fließendes Wasser. Leider ist jedoch das Baden in Flüssen und Bächen fast gar nicht mehr möglich. Ein Ersatz bietet das Übergießen mit Wasser oder das Duschen.

Meint ein Mensch, daß er hierfür keine Zeit oder Gelegenheit hat, sollte er sich wenigstens mit Naturmaterialien umgeben und sich dort aufhalten, wo es keine schädlichen Ströme aus der Erde gibt.

Mit dem üblichen Testverfahren findet man dies heraus. In vielen Fällen werden Sie erschrecken, wenn Sie erfahren, daß Ihre Wohnung oder Ihr Haus am besten nicht mehr betreten werden sollte. Zu oft sind diese Stellen zugebaut, die der Natur überlassen bleiben sollten. Da man nun nicht in jedem Falle das Haus abreißen lassen kann, sollte man in dem Haus die am wenigsten gestörten Stellen heraussuchen und sich dort bevorzugt aufhalten.

Steht das gesamte Haus schlecht, sollte man sich bevorzugt nicht darin aufhalten, so weh es auch tut. Der Gesundheit nutzt es jedenfalls, wenn Sie solch ein Haus meiden, sooft es geht.

Der Geist der Seele kann sich wunderbar regenerieren, wenn er wenig negative Einwirkungen von anderen Menschen erhält. Jede Aggression, die von einem anderen Menschen kommt, erschüttert ihn und die Seele des Menschen. Deshalb ist es günstig für den Geist der Seele, wenn man sich nicht oft in Gegenwart solcher Menschen aufhält, die ohne Ansehen der Person aggressiv und unfreundlich zu allen Menschen der Umgebung sind. Solche Aggressionen gehen nicht zielgerichtet zu einem Menschen, sondern sind auf alle, die sich in der Nähe befinden, gemünzt. Meidet man solche Menschen, erleichtert man dem Geist der Seele die Arbeit.

Hegt ein anderer einem Menschen gegenüber jedoch negative Gefühle, dann spielt die körperliche Anwesenheit keine Rolle. Für böse Gedanken gibt es weder eine räumliche noch eine zeitliche Grenze.

Wird der Geist der Seele von negativen Gedanken anderer stark erschüttert, dann kann es sein, daß der Geist früher die Seele losläßt, als es für den Menschen geplant war. Hat er durch den zu frühen Tod keine Gelegenheit gehabt, seine Schulden zu tilgen, dann müssen dies Angehörige übernehmen. Also ist es für einen selbst günstig, dafür zu sorgen, daß es weniger Böses in der Welt gibt und es ist wichtig für andere.

Der Geist der Ewigkeit nimmt Informationen aus dem Kosmos auf und gibt sie an den Menschen weiter. Daß er kopfüber über dem Menschen schwebt, das wissen Sie. Auch ihn und seine Funktion können Sie stärken, indem Sie dafür sorgen, daß möglichst wenig negative Gedanken zu ihm kommen. Diese negativen Gedanken stören seine Arbeit. Es kann dann geschehen, daß GOTT sogar den Geist der Ewigkeit für eine gewisse Zeit von dem Menschen wegnimmt, damit er nicht gefährdet ist.

Natürlich kann dieser Mensch nichts oder fast nichts aus GOTTES Dimension hören. Ändert er seine Gedanken, kommt der Geist der Ewigkeit zurück und der Mensch kann wieder Informationen aus dem Kosmos hören.

3.18 Entwicklung von Fähigkeiten für Patienten und andere Menschen

Ein Heiler entwickelt sich durch seine Arbeit, sein Verhalten, seine Gedanken und Meditation weiter. Dies bedeutet, daß sich seine Seele verändert. Seine Gefühle den Menschen und GOTT gegenüber werden inniger, liebevoller. Jeder spürt dies nach einer gewissen Zeit. Das bedeutet jedoch nicht, daß er alle negativen Gefühle in kurzer Zeit ablegen kann. Meist dauert diese Entwicklung etliche Jahre und bis zur Vollkommenheit bringt es normalerweise kein Mensch. GOTT schätzt jedoch auch schon sein stetiges Bemühen darum, den anderen Toleranz, Liebe, Güte und Geduld zu zeigen; aber auch Festigkeit, Konsequenz und Härte, wenn es nötig ist. Härte jedoch nur in der Sache, nicht im Verhalten.

Entwickelt ein Heiler seine Seele weiter, geht dies immer einher mit der Verbesserung seiner Fähigkeiten. Er kann Krankheiten mit mehr Kraft heilen, benötigt weniger eigene Kraft, erhält besseren Schutz vor negativen Einwirkungen, erhält neue Fähigkeiten, wie z.B. Magie o.ä.

Das ist aber noch nicht alles. Nach der russischen Heilerschule war es so, daß die Patienten strengen Regeln unterworfen waren, bevor sie z.B. die Fähigkeit bekamen, Lebensmittel zu testen o.ä. Genauer gesagt bedeutet dies, bevor sie die Fähigkeit bekamen, mit Hilfe ihres Engels für die Gesundheit Antwort auf Fragen zu erhalten. Ein Engel für die Gesundheit wurde nach den Regeln der russischen Heilerschule einem Menschen erst dann gegeben, wenn er GOTT das Versprechen gegeben hatte, nach dessen Gesetzen zu leben. Das heißt, sich zu bemühen, nach seinen Gesetzen zu leben, bei Verfehlungen, die er mit Hilfe seines Engels erfragen kann, Abbitte zu leisten, sie zu bereuen und, wenn möglich, wieder gutzumachen. Es wurde bereits gesagt, daß sich dies durch Elemente der italienischen Heilerschule geändert hat. Nach dieser Heilerschule ist es so, daß ein Mensch nach relativ kurzer Zeit, nachdem er begonnen hatte zu meditieren, die Fähigkeit des Testens, das heißt, seinen Engel dafür bekam. Inzwischen hat sich die Situation weiter verändert. Die beiden Heiler, die diese Fähigkeit durch ihre Weiterentwicklung an ihre Patienten weitergeben können, haben sich wiederum in eine höhere Stufe begeben. Die Energie, die sie abstrahlen, ist so verändert, daß jeder, der mit einem der beiden zusammentrifft, ab sofort diese Engel bekommt und genauso diejenigen Menschen, die von ihnen etwas erfahren, sei es durch Texte, Erzählungen, Mitteilungen o.ä. Ich habe mich nicht geirrt: Es muß heißen: die Engel und nicht den oder einen Engel. Jeder, der von Heidi Hofmann und Jewgeni Awerbuch hört, erhält ab sofort 5 Engel: seinen persönlichen Schutzengel, der nicht mehr wechselt, einen Engel für seine Seele, einen für seine Gesundheit, für sein Mantra und einen Engel für eine extrasensorische Fähigkeit, die passend und wichtig für sein Leben ist.

Es ist also möglich, mit diesem Testverfahren Kontakt zu einem Engel aufzunehmen, der für seine extrasensorische Fähigkeit zuständig ist, ohne daß man die Gebete verwendet, die im zweiten Teil dieses Buches beschrieben sind, ohne daß man GOTT das Versprechen gibt, nach seinen Gesetzen leben zu wollen usw.

GOTT freut sich natürlich, wenn Sie zusätzlich bereit sind, diesen Kontakt zu Ihren Engeln aufzunehmen. Wenn Sie dies tun, spüren Sie die Antwort, die Sie durch das "persönliche Gespräch" mit Ihrem Engel erhalten, anders als durch die übliche Testmethode. Sie spüren die Antwort als Kopfnicken bzw. -drehen, wie in Teil 2 beschrieben.

Eine weitere Entwicklung ist dadurch geschehen, daß jeder ab sofort sein erstes Heilmantra finden kann. Natürlich ist es besser, erst einige energetische Sitzungen zu absolvieren. Das Mantra, das Sie dann erhalten, bzw. selbst finden können, hat einen wesentlich stärkeren Effekt als das, was Sie selbst ohne diese Sitzungen erlebt zu haben, heraustesten. Wie Sie Ihr Mantra finden, das können Sie sich sicherlich denken: Sie fragen die Buchstaben des Alphabets ab und am Schluß noch die Betonung. In der ersten Zeit hat dieses Mantra den Auftrag, Ihr Biofeld für ein stärkeres Mantra vorzubereiten. Es ändert sich dann, wenn es möglich ist.

Einen weiteren Effekt gibt es für alle, die dieses Verfahren kennenlernen. Sie dürfen nach den Namen Ihrer Engel fragen und erhalten Antwort. Fragen Sie wieder die Buchstaben des Alphabets ab und danach nach der Betonung. Für die meisten Menschen ist es wohl wichtig zu wissen, wie ihre Engel heißen. Außerdem freuen sich alle Engel, wenn sie mit Namen angesprochen werden und ihr Mensch sich bei ihnen wenigstens ab und zu bedankt.

Dadurch, daß alle Menschen, die diese Engel erhalten, einen Engel für die Seele, für die Entwicklung der Seele bekommen, können sie auf die Suche nach den Hintergründen, auf Ursachenforschung für Erkrankungen gehen. Das war vorher in dieser Weise nicht möglich.

Es werden mit Sicherheit weitere Engel für die einzelnen Menschen folgen, wenn Sie sich auf den Weg zu GOTT begeben. Das heißt beileibe nicht, daß jeder Heiler werden muß. Es gibt viele Wege zu GOTT. Doch diejenigen, die nach eindringlichen Befragen ihrer Seele spüren, daß ihre Bestimmung darin liegt, mit GOTTES Kraft zu heilen, werden diesen Weg einschlagen. Sie werden von ihrem Engel für extrasensorische Fähigkeiten mitgeteilt bekommen, welcher Weg, das heißt, welche Heilerschule, welche Ausbildung bei wem die geeignete Form darstellt, dieses Ziel zu erreichen. Für viele ist die hier beschriebene Italodeuru-Heilerschule die richtige, für manche nicht. Genauso, wie Sie nach dem beschriebenen Testverfahren herausfinden können, welcher Arzt, Heilpraktiker, Heiler o.ä. der richtige für Sie ist, um Ihnen zu helfen, gesundheitliche Probleme zu lösen, können Sie auf diese Weise erfahren, wo derjenige zu finden ist, der Sie ausbilden kann. Ob dann dieser Heiler auch bereit ist dazu, das ist eine andere Sache. Wenn nein, müssen Sie weitertesten und eventuell in Kauf nehmen, eine weitere Strecke zu fahren, um zu ihm zu gelangen. Das wird dann natürlich keine große Begeisterung bei Ihrer Familie hervorrufen, daß Sie einen größeren zeitlichen Aufwand in Kauf nehmen müssen. Es ist überhaupt Aufgabe eines jeden, der Heiler werden möchte, seiner Familie klar zu machen, daß dieser Weg so wichtig ist, daß die Belange von Angehörigen zeitweise oder für lange Zeit zurückstehen müssen. Das ist für Angehörige nicht immer leicht zu begreifen oder zu akzeptieren. Vielleicht erinnern Sie sich an die Stellen in den Büchern von Jesus Christus, wo er etwas über Familien und Bedeutung der Arbeit für die Allgemeinheit sagte. Es war niemals GOTTES Wille, daß Kleinfamilien in dieser Art entstehen sollten, wie sie zur Zeit zumindest in den westlichen Ländern und fast allen Industrienationen vorhanden sind. Leben mehr Angehörige zusammen, dann verteilen sich die Lasten besser auf mehrere Schultern und ein Familienmitglied kann ohne Bedenken viel Zeit investieren, um Heiler zu werden. Es ist also jeder, der Probleme bekommt, wenn er diesen Weg geht, aufgefordert, mit Hartnäckigkeit, Geduld und Phantasie eine Möglichkeit zu schaffen, sich ausbilden zu lassen, ohne dabei Kinder z.B. völlig alleinzulassen. Wer nach einer Lösung dieses Problems sucht, wird eine finden.

Ein anderer Aspekt ist, daß jeder, der Heiler GOTTES wird, sehr viel für andere Menschen und damit für GOTT tut. Kein Angehöriger hat das Recht, einen anderen von diesem Weg abzuhalten. Fühlt er sich durch die häufige Abwesenheit des anderen vernachlässigt, muß er akzeptieren, zu einem Menschen zu gehören, der einen besonderen Auftrag übernehmen möchte. Leichter fällt es ihm dann, dies zu akzeptieren und zu verstehen, wenn er sich selbst auf diesen Weg begibt, ohne unbedingt Heiler zu werden.

Alle Probleme, auch die finanziellen, werden sich lösen, wenn man den tiefen Wunsch hat, den Weg zum Licht zu gehen. Es gibt Heiler GOTTES, die kein Geld nehmen dürfen für ihre Arbeit. Die Heiler, die nach dieser Schule ausgebildet werden, müssen Geld für ihre Ausbildung bezahlen und müssen auch später Geld für die Heilung von Menschen nehmen. Doch nicht beliebig viel. Heiler nach dieser Schule erfahren aus GOTTES Dimension, wieviel Geld sie von einem Menschen für die Behandlung nehmen dürfen. Nehmen sie mehr, können sie sicher sein, daß sie deswegen Schwierigkeiten bekommen. Wahrscheinlich ist, daß sie das Geld, das sie zuviel genommen haben, auf irgendeine Weise wieder verlieren. Das Geld, das ein Heiler verdient, darf er nicht für Beliebiges verwenden. Er erfährt, wieviel er für seine persönlichen Bedürfnisse verwenden darf und wieviel er für andere Dinge verwenden muß. Haben Sie keine Angst! Sie werden genug zum Leben haben. Es ist noch kein Heiler GOTTES verhungert. Richtet man sich genau an die Anweisungen, dann wird man merken, daß sich alles so entwickelt, daß man zufrieden sein kann. Reichtümer jedoch wird man nicht anhäufen dürfen. Sie lenken den Blick vom Wesentlichen ab.

Nachwort

Dieser dritte Teil des Buches "Der Weg zum Licht" ist zuende. Nicht zuende ist die Entwicklung, die man nach dieser Schule als Heiler nehmen kann.

GOTT hat für die Inhalte der nächsten Bücher folgendes entschieden: In jedem der drei folgenden Bücher von Jesus Christus, die er der Heilerin Heidi Hofmann diktieren wird, steht, welche Weiterentwicklung die Italodeuru-Heilerschule genommen hat. Wer diese Bücher liest, kann, ungeachtet des eigentlichen Inhaltes, einiges über diese Heilerschule zusätzlich erfahren. So wird verhindert, daß ständig Ergänzungen diesem Buch angehängt werden müssen.

Da nun nach den 7 Büchern von Jesus Christus der o.g. Heilerin weitere Bücher diktiert werden, ist es geplant, auch darin weitere Informationen über die Weiterentwicklung dieser Heilerschule aufzunehmen. Ich hoffe nur, daß sich die Heilerin weiterhin mit dem gleichen Eifer, den sie bis jetzt an den Tag legt, bemüht, die Bücher aufzuschreiben und daß ihre Familienangehörigen, ihr Mann und ihre Kinder auch weiterhin beim Tippen und Gestalten der Bücher helfen werden. Alleine kann sie es nicht schaffen. Ich, Erzengel Rafayel, freue mich über jeden Menschen, der mithilft, Gutes zu tun.

Jede gute Tat entwickelt das Gute, entwickelt GOTT weiter.

Ende

Anhang

Die Pflanzenliste entstammt dem Buch "Schätze der Volksmedizin aus Rußland" von J. Awerbuch.

Pflanzenname	**Wissenschaftlicher Name**	**Nummer**
Andorn	Marrubium vulgare L.	35
Anis	Anisum vulgare Gaertn.	21
Arnika	Arnica montana L.	93
Baldrian	Valeriana officinalis L.	23
Bärentraube	Arctostaphylos uva-ursi	70
Beifuß	Artemisia vulgaris L.	51
Beinwell	Symphytum officinalis L.	85
Berberitze	Berberis vulgaris L.	110
Betonie (Ziest)	Betonica officinalis L.	24
Bibernelle	Pimpinella saxifraga L.	83
Birke	Betula Verrucosa Ehrh.	13
Bitterklee	Menyanthes trifoliata L.	109
Borretsch	Borago officinalis L.	65
Brennessel	Urtica dioica L.	3
Dost	Origanum vulgare L.	20
Eibisch	Althaea officinalis L.	32
Eiche	Quercus robur L.	10
Eukalyptus	Eucalyptus globulus L.	33
Faulbaum	Rhamnus frangula L.	100
Feigenbaum	Ficus carica L.	104
Fenchel	Foeniculum vulgare L.	44
Flieder	Syringa vulgaris L.	48
Frauenmantel	Alchemilla vulgaris L.	91
Frühlings-Adonisröschen	Adonis vernalis L.	12
Gänsefingerkraut	Potentilla anserina L.	86
Ginseng	Panax Ginseng	30
Gundelrebe	Glechoma hederacea L.	99

Pflanzenname	Wissenschaftlicher Name	Nummer
Hafer	Avena sativa L.	87
Haselwurz	Asarum europaeum L.	76
Heckenrose	Rosa canina L.	11
Heidelbeere	Vaccinium myrtillus L.	97
Herzgespann	Leonurus Villosus Desf.	16
Hibiscus	Malva silvestra L.	31
Himbeere	Rubus idaeus L.	92
Holunder	Sambucus nigra L.	14
Hopfen	Humulus lupulus L.	40
Huflattich	Tussilago frafara L.	9
Immortelle	Helichrysum arenarium L.	69
Johanniskraut	Hypericum perforatum L.	25
Kalmus	Acorus calamus L.	5
Kamille	Matricaria recutira L.	72
Kartoffel	Solanum tuberosum L.	103
Kiefer	Pinus silvestris L.	46
Klee	Trifolium pratense L.	6
Klette	Arctium lappa L.	1
Koriander	Coriandrum satium L.	75
Kümmel	Carum carvi L.	26
Lein	Linum usitatissimum L.	8
Leinkraut	Linaria vulgaris Mill. L.	96
Liebstöckel	Levisticum officinale Koch L.	95
Linda	Tilia Platyphyllos Scop	15
Löwenzahn	Taraxacum officinale Web.	4
Lungenkraut	Pulmonaria officinalis L.	60
Maiglöckchen	Convallaria majalis L.	74
Majoran	Maiorana hortensis Moench L.	59
Maulbeerbaum (schwarz)	Morus nigra L.	38
Maulbeerbaum (weiß)	Morus alba L.	37
Melisse	Melissa officinalis L.	58
Mistel	Viscum album L.	55

Pflanzenname	Wissenschaftlicher Name	Nummer
Möhre	Daucus corrota L.	88
Nelkenwurz	Geum urbanum L.	78
Olive (Ölbaum)	Olea europaea L.	89
Osterluzei	Aristolochia clematitis L.	101
Pfefferminze	Mentha piperita L.	7
Pfingstrose	Paeonia anomala L.	53
Preiselbeere	Vaccinium vitis idaea L.	22
Rainfarn	Tanacetum vulgare L.	84
Rettich	Raphanus sativus L.	82
Rhododendron	Rhododendron ferrugineum L.	81
Ringelblume	Calendula officinalis L.	64
Robinie	Robinia pseudocacia L.	79
Rose	Rosa damascena Mill.	29
Roßkastanie	Aesculus hippocastanum L.	18
Rosmarin	Rosmarinus officinalis L.	73
Safran	Crocus sativus L.	36
Salbei	Salvia officinalis L.	39
Sanddorn	Hippophae rhamnoides L.	56
Sauerampfer	Rumex acetosa L.	34
Schafgarbe	Achillea millefolium L.	45
Schöllkraut	Chelidonium maius L.	41
Schotendotter	Erysimum canescens L.	106
Schwarze Johannisbeere	Ribes nigrum L.	47
Schwarzerle	Alnus glutinosa L.	67
Sellerie	Apium graveolens L.	50
Senna	Cassia angustifolia Del.	63
Sojabohne	Glycine nax. L.	68
Sonnenblume	Hellanthus annuus L.	49
Sonnentau	Drosera rotundifolia L.	71
Spargel	Asparagus officinalis L.	90
Spitzahorn	Acer platanoides L.	62
Spitzwegerich	Plantago major L.	52

Pflanzenname	Wissenschaftlicher Name	Nummer
Stiefmütterchen	Viola tricolor L.	43
Sumpfporst	Ledum palustre L.	111
Sumpfruhrkraut	Gnaphalium uliginosum L.	80
Süßer Mandelbaum	Amygdalus communis L.	94
Süßholz	Glycyrrhizza glabra L.	2
Tanne	Picea excelsa Link L.	107
Tausendgüldenkraut	Centaurium umbellaum gilib.	77
Thymian	Thymus vulgaris L.	28
Traube	Vitis vinifera L.	108
Vogelknöterich	Polygonum Aviculare L.	27
Wacholder	Juniperus communus L.	57
Walnuß	Junglans Regia L.	17
Wegwarte	Cichorium intybus L.	66
Weide	Salix alba L.	105
Weißdorn	Crataegus soinguinea Pill.	19
Weißkohl	Brassica oleracea L.	102
Zinnkraut	Equisetum arvense L.	42
Zitrone	Cytrus limon L.	61
Zitterpappel (Espe)	Populus tremula L.	54
Zweizahn	Bidens tripartitus L.	98

Wissenschaftlicher Name	Pflanzenname
Acer platanoides L.	Spitzahorn
Achillea millefolium L.	Schafgarbe
Acorus calamus L.	Kalmus
Adonis vernalis L.	Frühlings-Adonisröschen
Alchemilla vulgaris L.	Frauenmantel
Alnus glutinosa L.	Schwarzerle
Aesculus hippocastanum L.	Roßkastanie
Althaea officinalis L.	Eibisch
Amygdalus communis L.	Süßer Mandelbaum
Anisum vulgare Gaertn.	Anis
Apium graveolens L.	Sellerie
Arctium lappa L.	Klette
Arctostaphylos uva-ursi	Bärentraube
Aristolochia clematitis L.	Osterluzei
Arnica montana L.	Arnika
Artemisia vulgaris L.	Beifuß
Asarum europaeum L.	Haselwurz
Asparagus officinalis L.	Spargel
Avena sativa L.	Hafer
Berberis vulgaris L.	Berberitze
Betonica officinalis L.	Betonie (Ziest)
Betula Verrucosa Ehrh.	Birke
Bidens tripartitus L	Zweizahn
Borago officinalis L.	Borretsch
Brassica oleracea L.	Weißkohl
Calendula officinalis L.	Ringelblume
Carum carvi L.	Kümmel
Cassia angustifolia Del.	Senna
Centaurium umbellaum gilib.	Tausendgüldenkraut
Chelidonium maius L.	Schöllkraut
Cichorium intybus L.	Wegwarte
Convallaria majalis L.	Maiglöckchen

Wissenschaftlicher Name	Pflanzenname
Coriandrum satium L.	Koriander
Crataegus soinguinea Pill.	Weißdorn
Crocus sativus L.	Safran
Cytrus limon L.	Zitrone
Daucus corrota L.	Möhre
Drosera rotundifolia L.	Sonnentau
Equisetum arvense L.	Zinnkraut
Erysimum canescens L.	Schotendotter
Eucalyptus globulus L.	Eukalyptus
Ficus carica L.	Feigenbaum
Foeniculum vulgare L.	Fenchel
Geum urbanum L.	Nelkenwurz
Glechoma hederacea L.	Gundelrebe
Glycine nax. L.	Sojabohne
Glycyrrhizza glabra L.	Süßholz
Gnaphalium uliginosum L.	Sumpfruhrkraut
Helichrysum arenarium L.	Immortelle
Hellanthus annuus L.	Sonnenblume
Hippophae rhamnoides L.	Sanddorn
Humulus lupulus L.	Hopfen
Hypericum perforatum L.	Johanniskraut
Junglans Regia L.	Walnuß
Juniperus communus L.	Wacholder
Ledum palustre L.	Sumpfporst
Leonurus Villosus Desf.	Herzgespann
Levisticum officinale Koch. L.	Liebstöckel
Linaria vulgaris Mill. L.	Leinkraut
Linum usitatissimum L.	Lein
Maiorana hortensis Moench L.	Majoran
Malva silvestra L.	Hibiscus
Marrubium vulgare L.	Andorn
Matricaria recutira L.	Kamille

Wissenschaftlicher Name	Pflanzenname
Melissa officinalis L.	Melisse
Menyanthes trifoliata L.	Bitterklee
Mentha piperita L.	Pfefferminze
Morus alba L.	Maulbeerbaum (weiß)
Morus nigra L.	Maulbeerbaum (schwarz)
Olea europaea L.	Olive (Ölbaum)
Origanum vulgare L.	Dost
Paeonia anomala L.	Pfingstrose
Panax Ginseng	Ginseng
Picea excelsa Link L.	Tanne
Pimpinella saxifraga L.	Bibernelle
Pinus silvestris L.	Kiefer
Plantago major L.	Spitzwegerich
Polygonum Aviculare L.	Vogelknöterich
Populus tremula L.	Zitterpappel (Espe)
Potentilla anserina L.	Gänsefingerkraut
Pulmonaria officinalis L.	Lungenkraut
Quercus robur L.	Eiche
Raphanus sativus L.	Rettich
Rhamnus frangula L.	Faulbaum
Rhododendron ferrugineum L.	Rhododendron
Ribes nigrum L.	Schwarze Johannisbeere
Robinia pseudocacia L.	Robinie
Rosa canina L.	Heckenrose
Rosa damascena Mill.	Rose
Rosmarinus officinalis L.	Rosmarin
Rubus idaeus L.	Himbeere
Rumex acetosa L.	Sauerampfer
Salix alba L.	Weide
Salvia officinalis L.	Salbei
Sambucus nigra L.	Holunder
Solanum tuberosum L.	Kartoffel

Wissenschaftlicher Name	Pflanzenname
Symphytum officinalis L.	Beinwell
Syringa vulgaris L.	Flieder
Tanacetum vulgare L.	Rainfarn
Taraxacum officinale Web.	Löwenzahn
Thymus vulgaris L.	Thymian
Tilia Platyphyllos Scop,	Linda
Trifolium pratense L.	Klee
Tussilago frafara L.	Huflattich
Urtica dioica L.	Brennessel
Vaccinium myrtillus L.	Heidelbeere
Vaccinium vitis idaea L.	Preiselbeere
Valeriana officinalis L.	Baldrian
Viola tricolor L.	Stiefmütterchen
Viscum album L.	Mistel
Vitis vinifera L.	Traube